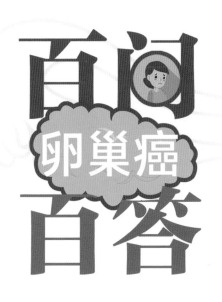

百问卵巢癌百答

主　编　刘继红

副主编　邓　婷　赖月容

编者名单（以姓氏笔画为序）：

冯艳玲　刘丽秋　张　晗　张楚瑶

罗晓琳　周　云　姜　月　黄　鹤

黄绮丹　曹俊雅

编者单位：中山大学肿瘤防治中心

人民卫生出版社
·北　京·

图书在版编目（CIP）数据

卵巢癌百问百答 / 刘继红主编 . —北京：人民卫生出版社，2022.9

ISBN 978-7-117-33519-5

Ⅰ.①卵… Ⅱ.①刘… Ⅲ.①卵巢癌 – 问题解答 Ⅳ.①R737.31–44

中国版本图书馆 CIP 数据核字（2022）第 160719 号

| 人卫智网 | www.ipmph.com | 医学教育、学术、考试、健康，购书智慧智能综合服务平台 |
| 人卫官网 | www.pmph.com | 人卫官方资讯发布平台 |

卵巢癌百问百答

Luanchaoai Baiwen Baida

主　　编：刘继红
出版发行：人民卫生出版社（中继线 010-59780011）
地　　址：北京市朝阳区潘家园南里 19 号
邮　　编：100021
E - mail：pmph @ pmph.com
购书热线：010-59787592　010-59787584　010-65264830
印　　刷：北京顶佳世纪印刷有限公司
经　　销：新华书店
开　　本：889 × 1194　1/32　印张：8.5
字　　数：157 千字
版　　次：2022 年 9 月第 1 版
印　　次：2022 年 11 月第 1 次印刷
标准书号：ISBN 978-7-117-33519-5
定　　价：59.00 元

打击盗版举报电话：**010-59787491**　E-mail：**WQ @ pmph.com**
质量问题联系电话：**010-59787234**　E-mail：**zhiliang @ pmph.com**
数字融合服务电话：**4001118166**　　E-mail：**zengzhi @ pmph.com**

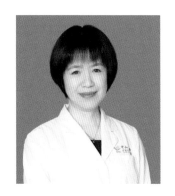

刘继红 教授

　　1984年本科毕业于中山医科大学医学系，2004年在澳大利亚悉尼大学获博士学位。1984年就职于中山大学肿瘤防治中心（中山大学附属肿瘤医院），历任妇科主任、副院长、临床研究机构主任，现任科主任导师、宫颈癌诊治单病种管理首席专家、博士研究生导师，并担任中华医学会妇科肿瘤学分会副主任委员、中国抗癌协会妇科肿瘤专业委员会候任主任委员、广东省医学会妇科肿瘤学分会主任委员、广东省抗癌协会妇科肿瘤专业委员会主任委员等。执笔多个妇科肿瘤诊疗指南，打造妇科肿瘤手术"岭南标准"，是国内妇科肿瘤临床研究的先行者，开展的系列研究为优化临床治疗提供了依据。从医近40年来兢兢业业，凭着对生命的敬畏、对医术的精益求精、对公益的坚持，诠释和传承着坚韧不拔的医者精神，是全国妇科肿瘤领域的领军人物之一。荣获"国之名医""岭南名医""羊城好医生""南粤巾帼好医师"等称号。

前言

卵巢癌是致死率最高的妇科恶性肿瘤，难以早期发现，病因不明，至今也没有很好的预防和筛查手段，所以被称为"沉默的杀手"。更易让人恐慌的是，卵巢癌还可能具有遗传性。因此，不论是卵巢癌患者，还是病人家属都可能出现"病急乱投医"的现象，特别是在网络如此发达的现在，通过上网查询为自己和家人寻求诊断和治疗方法的人不在少数。然而，医学是复杂的科学，人们很难在信息庞杂的网络上获取系统的、正确的诊疗知识，而专业的医学书对于大多数没有医学背景的患者和家属来说又很难读懂。

目前，国内还没有一本系统全面的卵巢癌科普书籍。本书编者在常年的临床工作中，深刻体会到卵巢癌患者及家属对于相关医学科普知识的渴求，也十分痛心地看到不少患者因为着急开始治疗，轻信不正确的信息，带来的不可逆的不良结局。为了让卵巢癌患者在诊治过程中少走弯路，帮助患者认识到卵巢癌不是急症，错误的治疗比不治疗危害更大，助力患者尽可能地得到正确的诊断和治疗，本书"应运而生"。

本书从卵巢癌的病因、预防和诊断，到各个阶段的治疗、康复和随访等全程管理的方方面面，共包含20个部分，每一部分下列举了数个问题，具体到"做哪些检查有可能发现卵巢癌""卵巢癌手术前后如何调理饮食""卵巢癌化疗的疗程数如何确定"，也包括了卵巢癌治疗新进展的"哪些卵巢癌患者可考虑用PARP抑制剂""卵巢癌免疫治疗的疗效""卵巢癌患者什么情况下适合参加临床试验"等。总共一百余个具体问题，用通俗易懂的文字一一作出解答，就像医生与患者面对面地交流，并配以鲜活生动的图片帮助大家理解文字内容。

　　本书出版之际，恳切希望广大读者在阅读过程中不吝赐教，如有疑问欢迎发送邮件至邮箱 *renweifuer@pmph.com*，或扫描封底二维码，关注"人卫妇产科学"，对我们的工作予以批评指正，以期再版修订时进一步完善，更好地为大家服务。

刘继红

2022年10月

目录

一

认识卵巢

卵巢，顾名思义就是"卵子的巢穴"，是储存和排出卵子的地方。通常成熟女性卵巢的大小约4cm×3cm×1cm，相当于其本人拇指的大小。为了对卵巢癌有比较全面的认识，我们要先了解一下卵巢的解剖结构和生理功能。

1. 卵巢长在身体的什么部位？

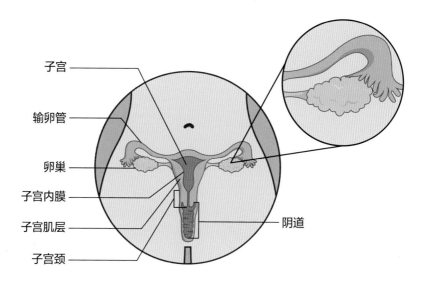

子宫

输卵管

卵巢

子宫内膜

子宫肌层

子宫颈

阴道

卵巢是一对扁椭圆形的器官，是孕育"种子"（卵子）的"小花园"，位于女性盆腔的两侧。卵巢与输卵管、子宫连接在一起，共同组成了女性的内生殖器。这些器官位居盆腔深处，两个卵巢通过系膜及韧带分别与同侧的输卵管及子宫两侧相连，但卵巢在盆腔内仍呈游离状。

卵巢的大小、形状因年龄不同而有差异。青春期前卵巢表面光滑，青春期开始排卵后，表面逐渐变得凹凸不平。成年女性卵巢约4cm×3cm×1cm大，重5~6g，灰白色；绝经后卵巢则变小、变硬。

因为卵巢小且在盆腔里是游离的，所以妇科检查时医生难以触碰到正常的卵巢。当卵巢发生肿瘤但尚在早期时，因卵巢肿瘤不大，医生难以通过妇科检查发现；而且早期卵巢肿瘤不会产生明显症状，所以卵巢肿瘤在早期时相当"隐蔽"，需要依靠影像学、肿瘤标志物等检查来帮助诊断。只有当卵巢肿瘤较大且下坠到盆底的位置，妇科检查时医生才能用手摸到。

2. 卵巢有什么功能？

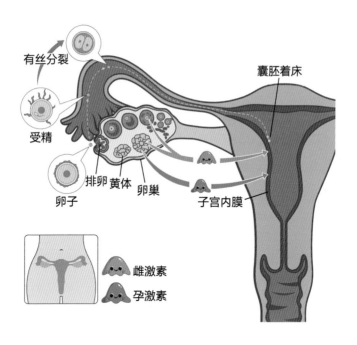

有丝分裂

受精

卵子

排卵 黄体 卵巢

囊胚着床

子宫内膜

雌激素

孕激素

卵巢具有双重功能：一是生殖功能；二是分泌激素的功能。

卵巢功能一：生殖功能。自胚胎（女性）开始形成，卵细胞就以卵泡的形式储备在卵巢中。进入青春期后，每月会有一枚卵泡被"选中"，在卵巢内发育、成熟并最终到盆腔，被输卵管伞端捡拾，进入输卵管腔。如果卵细胞成功受精，受精卵会沿输卵管来到子宫腔，在子宫内膜上着床，继而在子宫内逐渐发育成胎儿。如果卵细胞没有受精，子宫内膜则会剥脱出血，形成月经。

卵巢功能二：分泌对女性十分重要的激素，如雌激素、孕激素及少量的雄激素。可不要小看这些激素，因为有了雌激素和孕激素，女性才能维持曼妙的身材、细腻的皮肤、甜美的声音等女性特有的体征，才能让子宫内膜为孕育新生命做好准备。

3. 卵巢的功能会衰退吗？

卵巢功能一方面会随着年龄的增长逐渐衰退，另一方面，卵巢功能也会因为一些病理性或医源性的因素受到影响。

（1）**生理性卵巢功能衰竭**：自然状态下，女性到了一定的年龄，卵巢功能便会逐渐衰退，不再分泌激素、形成生理周期，也就是我们所说的"绝经"，中国女性一般 50 岁左右绝经。

（2）**病理性卵巢功能衰竭**：女性患有一些疾病也可能导致卵巢功能衰竭，如自身免疫性疾病（系统性红斑狼疮等）、糖尿病、盆腔感染（细菌/病毒感染或结核等）；还有一些精神因素，如压力过大、焦虑等，也可能导致卵巢功能衰退甚至衰竭。

（3）**医源性卵巢功能衰竭**：卵巢的手术切除（全部或部分切除）、肿瘤盆腔放疗、使用抗肿瘤药物治疗等也会引起卵巢功能衰退或衰竭。

【知识拓展】性激素的作用

1. 促进生殖器官发育和维护第二性征

女性进入青春期后，在性激素（雌激素、孕激素）作用下，女性生殖器官逐渐发育完善，具备了孕育生命的能力；同时声音变细，乳房、骨盆发育，皮下脂肪增多，体形开始"前凸后翘"。

2. 维持女性生理周期

在下丘脑和垂体的调节下，卵巢激素呈周期性分泌。生殖器官在它的作用下也发生形态和功能的周期性改变，最突出的就是子宫内膜每个月规律地增殖、分泌和脱落，形成月经。正常的生理周期对生殖功能的维持非常重要，随着年龄增长，卵巢激素水平会逐渐下降，月经将变得很不规则，直到最后停经。

3. 调控机体代谢

性激素参与体内蛋白质和脂质代谢，促进骨质生长和钙的保留。因此，绝经后性激素的减少将会引起骨质疏松、心血管病变等一系列问题。

二

什么是卵巢肿瘤

Question

4. 什么是卵巢囊肿？

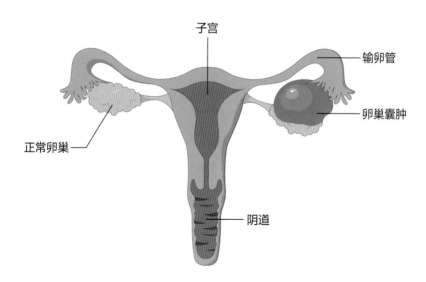

子宫

输卵管

卵巢囊肿

正常卵巢

阴道

卵巢囊肿（ovarian cyst）是卵巢内或其表面形成的囊状结构，囊内通常为清亮液体，偶有固态物质。卵巢囊肿是一种常见的妇科情况，可发生于任何年龄，20~50岁女性最为多见。

卵巢囊肿可以是生理性的，如卵泡囊肿、黄体囊肿等，可能随月经周期变化而消失，不需要处理。囊肿也可以是良性病变，如卵巢良性肿瘤或卵巢子宫内膜异位症（又称卵巢巧克力囊肿），良性病变可以长时间不变化，或缓慢增大。

根据影像学检查所见，可以将卵巢囊肿分为单纯性囊肿和复杂性囊肿。

检查发现卵巢囊肿不要惊慌，医生会根据影像学检查的情况，结合临床表现（包括症状和体征）和其他检查结果（如血肿瘤标志物），决定是否需要处理，以及如何处理这个囊肿。通常对大于5cm的复杂性囊肿，医生会考虑进行治疗，治疗的主要方法是手术。针对各种具体情况，医生会采用不同的治疗和手术方法。

◇ **单纯性囊肿**　B超上常表现为边界清楚的无回声区（也就是没有超声信号的"黑洞"），这种囊肿大多是生理性的（如比较大的卵泡），也有可能是病理性的良性病变（如子宫内膜异位病灶、良性卵巢肿瘤等）。

◇ **复杂性囊肿**　囊壁比较厚，内部往往有分隔，或有乳头状突起，或出现坏死的组织。这种囊肿往往会引起医生的警惕，因为它有可能是恶性肿瘤。

5. 什么是卵巢良性肿瘤？

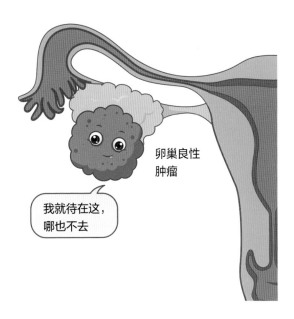

卵巢良性肿瘤

我就待在这，哪也不去

良性肿瘤不会发生转移，是局限于某个部位的组织增生，仅有很小部分的良性肿瘤会发生恶变。常见的良性卵巢肿瘤有浆液性囊腺瘤、黏液性囊腺瘤、成熟性畸胎瘤等，大多生长缓慢，不引起任何不适，不易察觉，常在体检时偶然发现。而当肿瘤较大时，可能会压迫周围的器官，造成尿频、便秘、腹胀等不适。也有可能因肿瘤巨大造成腹围增大，不少患者以为自己变胖了。

应当知道的是，当发现卵巢肿瘤时，手术是最好、最有效的治疗方式。因为手术不仅可解除症状，更重要的是可以明确诊断，手术切除的肿瘤经过病理检查，才能确定是良性肿瘤，还是恶性肿瘤，并明确是哪一种类型。因为无论是良性还是恶性，卵巢肿瘤都有很多类型，根据病理类型决定是否需要手术后的治疗，以及需要进行何种后续治疗。

目前，对卵巢良性肿瘤只能手术切除，没有药物治疗。

6. 什么是卵巢交界性肿瘤？

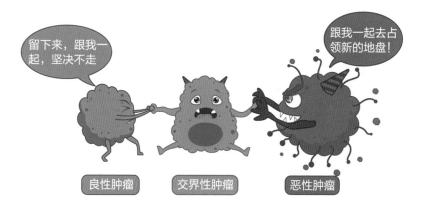

交界性肿瘤（borderline tumor）是一种具有"低度恶性潜能"的肿瘤，其细胞形态和发展方式不同于良性肿瘤，也有别于恶性肿瘤，处在良恶性之间或"边缘"。

大多数卵巢交界性肿瘤的发展更像良性肿瘤，总体的5年生存率高于90%。但是，有些类型的卵巢交界性肿瘤（如微乳头型浆液性交界性卵巢肿瘤）和Ⅱ期以上的浆液性交界性肿瘤，比其他类型和Ⅰ期的交界性肿瘤出现进展和复发的可能性大。

【知识拓展】

◇ **5年生存率**：指从确诊时算起，患有某种疾病的患者中，生存超过5年的患者数占患该疾病总人数的比例（很多人误以为是只能活5年的比例，这是不对的）。5年生存率常被用来评价某个疾病预后的好坏。

◇ **预后**：医学上根据某疾病的发展过程、患者个体情况、接受的治疗等，来预测将出现治愈、进展、复发、死亡等结局的可能，以及出现这些结局的时间。

7. 什么是卵巢癌？

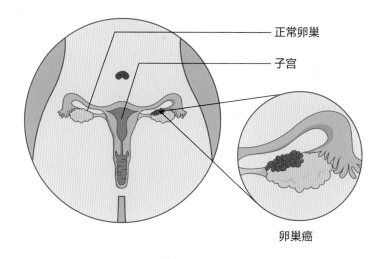

正常卵巢

子宫

卵巢癌

在讨论卵巢癌之前，让我们先循序渐进地了解以下几个概念：

"**肿瘤（tumor）**"是指细胞异常增殖而形成的新生物，通俗说就是在人体内新长出来的不正常之物。在正常情况下，人体内细胞会经历生长、分化、衰老和凋亡过程，不同器官和组织的细胞都各司其职。而在各种致瘤因素（如遗传因素、紫外线、化学制剂等）作用下，

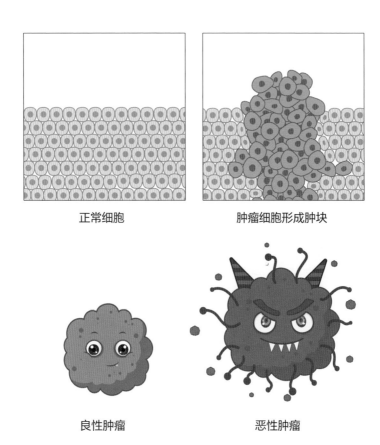

正常细胞

肿瘤细胞形成肿块

良性肿瘤

恶性肿瘤

某些细胞失去控制，开始无限增殖生长，从而形成肿瘤。

根据肿瘤的生物学特性和对机体的危害性不同，将肿瘤划分为两类：良性肿瘤（benign tumor）和恶性肿瘤（malignant tumor）。良性肿瘤的生长有一定限度，它不发生转移，"安分守己"在原地生长；而恶性肿瘤不仅能持续生长，而且还会侵犯邻近的正常组织，或者通过血管、淋巴管、体腔转移到其他器官，具有"世界那么大，我想到处去看看"的特性，这正是肿瘤致死的重要原因。例如卵巢癌发生转移时，就经常会累及女性生殖器官邻近的输尿管、膀胱、尿道、肠管及腹腔内的各个器官，从而导致相应的症状和功能障碍，进而导致死亡。

而人们所说的"癌症（cancer）"泛指所有的恶性肿瘤。"cancer"一词来源于拉丁文，原意是"螃蟹"，形容癌在扩散时，像螃蟹一样伸出很多脚爪向周围横行霸道，且极具侵袭性的样子。恶性肿瘤按组织来源的不同，可进一步分为来源于上皮组织的"癌（carcinoma）"和来源于间叶组织的"肉瘤（sarcoma）"。

卵巢癌是对来源于卵巢的恶性肿瘤的统称或俗称。卵巢恶性肿瘤有很多种类型，其中最常见的是来源于卵巢上皮的恶性肿瘤（上皮性卵巢癌），约占所有卵巢恶性肿瘤的80%。其他少见类型包括卵巢生殖细胞恶性肿瘤和性索间质肿瘤等。

卵巢恶性肿瘤的发病率在我国妇科恶性肿瘤中排第三位，但致死率高居第一，严重威胁女性生命健康。

8. 如何诊断卵巢癌?

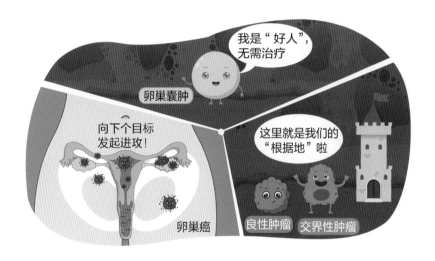

卵巢癌通常表现为盆腔肿块,这种表现与卵巢囊肿、卵巢良性肿瘤、卵巢交界性肿瘤等相似,必须依据其各自的特点进行鉴别诊断。然而,最终的确诊必须通过病理检查,也就是说,必须活检或切除卵巢肿物才能取得组织标本,进行病理诊断。

表1　卵巢肿瘤的特点和鉴别诊断

疾病	卵巢囊肿	卵巢良性肿瘤	卵巢交界性肿瘤	卵巢癌
病史特点	大多是功能性、短暂存在的包块	绝大多数为长在局部的肿瘤，生长缓慢，不转移	绝大多数为长在局部的肿瘤，生长缓慢，可能转移，也有一小部分有发展为恶性肿瘤的可能	长在卵巢的恶性肿瘤，不仅生长迅速，还会转移到身体其他部位，尤其是在腹腔内播散，引起多种症状，甚至死亡
自觉症状	无明显症状	无明显症状，巨大时可能有压迫症状	一般无明显症状	晚期可有腹胀等症状
体格检查（体征）	一般难以触及	较大时可能触及质软包块	可能触及卵巢包块	一般可触及卵巢包块，可能触及直肠窝肿物
肿瘤标志物	正常	正常	正常或轻度升高	常明显升高
影像学检查	表现为囊壁薄，囊内均为液体	表现为以囊性成分为主的肿瘤，囊壁光滑	表现为囊实性肿物	表现为囊实性或实性肿物，边界不清

三

为什么会患卵巢癌

Question

9. 卵巢癌发生的病因是什么？

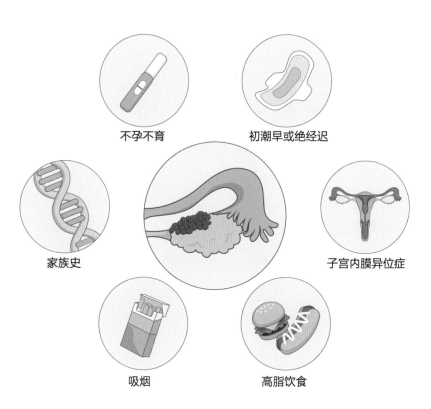

不孕不育

初潮早或绝经迟

家族史

子宫内膜异位症

吸烟

高脂饮食

目前，卵巢癌发生的病因并不明确，通过研究发现了一些可能与卵巢癌发生相关的危险因素，包括不孕不育、初潮早或绝经迟、子宫内膜异位症，以及一些不良生活方式（如吸烟和高脂饮食）。

卵巢癌的发生基本上都和基因变异有关，包括可以遗传的先天性的"胚系突变"和后天形成的只在肿瘤细胞中发生的"体系突变"。所以说，卵巢癌和许多其他恶性肿瘤一样，是在基因变异的基础上，在外界多种因素的综合作用下发生的。

10. 卵巢癌发生与激素有关吗?

某些激素的使用可能与卵巢癌的发生相关，在使用前需要咨询医生，权衡激素药物给身体带来的益处和风险。

（1）**促排卵药物**：促排卵药物是通过外源性激素促使多个卵泡发育成熟和排卵，是使用辅助生殖技术时常用的药物。有研究认为，促排卵会增加女性患卵巢癌的风险，但是这种观点目前还存在争议。

（2）**口服避孕药**：口服避孕药能降低患卵巢癌风险，且停药后仍有一定的持续保护作用。但口服避孕药有可能促进乳腺癌的发生，也可能与宫颈癌的发生相关，因此，在使用前需要咨询妇科内分泌医生。

（3）**激素补充治疗**（hormone replacement therapy，HRT）：HRT可缓解女性绝经后失眠、潮热等更年期症状，

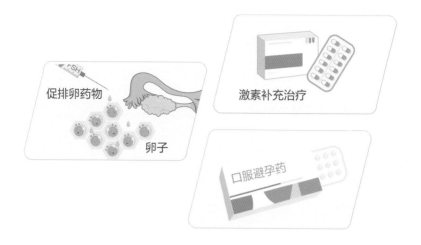

促排卵药物

卵子

激素补充治疗

口服避孕药

减少激素水平下降可能带来的骨质疏松和心血管疾病。但有研究报道称，长期HRT（如超过10年）可能增加患卵巢癌风险。

另一方面，HRT也被用于缓解卵巢切除手术后出现的类似绝经的症状。对治疗后的上皮性卵巢癌患者来说，HRT并不额外增加复发风险，反而可改善生活质量。

11. 卵巢癌发生与饮食有关吗？

　　卵巢癌的发生与食物本身无明显相关性，但与不健康的饮食习惯可能有关。其实，在日常生活中保持均衡饮食及健康的生活方式，有利于预防多种肿瘤发生。

Question

Answer

12. 卵巢癌发生与感染有关吗？会传染吗？

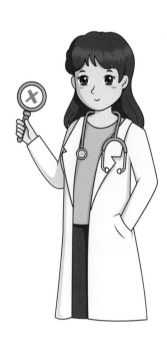

目前，没有证据发现卵巢癌发生与感染性因素（如细菌、病毒、支原体等）有关。也就是说，卵巢癌不会传染，与卵巢癌患者的接触并不会增加患卵巢癌的风险。

13. 卵巢癌发生与生育有关吗？

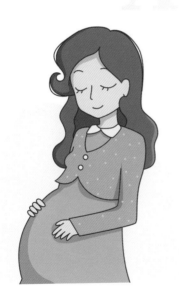

妊娠生产可以显著降低卵巢癌的发生风险。与未生育过的女性相比，生产一个孩子的女性卵巢癌风险下降45%，之后每生产一次，风险将进一步下降；诱导排卵（辅助生殖时促排卵）则会增加卵巢癌的发生风险。

14. 卵巢癌发生与遗传有关吗？

卵巢癌具有一定的遗传倾向，因为卵巢癌发生的内因是基因的异常变化。如果与卵巢癌发生相关的基因变异发生在生殖细胞中，就会遗传给下一代，导致后代罹患卵巢癌的风险升高；如果基因变异只发生在体细胞中，则不会遗传给下一代，也就不会使后代患癌风险明显增加。

研究发现，5%~10%的卵巢癌是遗传性卵巢癌。其中，90%的遗传性卵巢癌的发生与 *BRCA1/BRCA2* 基因突变有关。此外，家族中有相关的肿瘤家族史也是卵巢癌发生危险因素之一。

（1）如果有一级亲属（母亲、女儿、姐妹）患有卵巢癌或乳腺癌，特别是有一级亲属已经被诊断为"遗传性乳腺癌-卵巢癌综合征""林奇综合征（遗传性非息肉病性结直肠癌综合征）"，其患卵巢癌的风险增加。

（2）家族中有前列腺癌、胰腺癌病史，或子宫内膜癌、结直肠癌及其他林奇综合征相关肿瘤家族史的女性更易患卵巢癌。

（3）女性乳腺癌患者罹患卵巢癌的风险也相对较高。研究发现，有乳腺癌家族史的女性，如果自己也罹患了乳腺癌，其患卵巢癌的风险在所有女性中是最高的。

有上述情况的女性需要进行相关的遗传基因检测和遗传咨询，来预测自己患卵巢癌的风险。

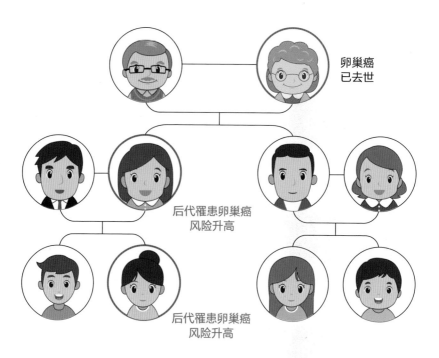

四

如何预防卵巢癌

Question

15. 卵巢癌可以预防吗？

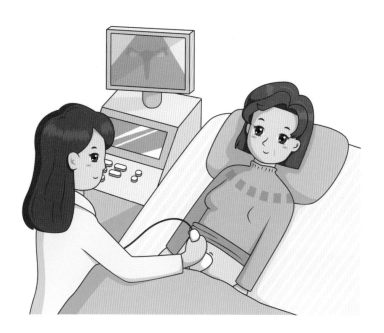

大部分卵巢癌的病因还不明确，目前很难像预防宫颈癌（接种HPV疫苗）那样从源头上预防卵巢癌。

（1）**保持健康生活方式**：对于没有家族史的女性，预防卵巢癌就像预防其他所有疾病一样，需要保持健康的生活方式。上海市抗癌协会、复旦大学附属肿瘤医院2021年联合发布的《居民常见恶性肿瘤筛查和预防推荐（2022版）》一书中，将"保持良好的生活习惯，规律作息，合理饮食，并减少摄入高脂肪、高胆固醇食物，加强体育锻炼"作为预防卵巢癌的建议。

（2）**定期体检**：即使没有肿瘤家族史，女性的定期防癌体检也十分必要，特别是50岁以上的女性，每年要做一次妇科体检和彩超检查。对于有肿瘤家族史，尤其是遗传基因检测发现有*BRCA1/BRCA2*基因突变的女性，则要更频繁地定期体检，包括妇科彩超检查及肿瘤标志物检测。

（3）**预防性手术**：对于携带有*BRCA*基因突变的女

性，建议在完成生育后，接受预防性输卵管和卵巢的切除，可有效降低卵巢癌的发病风险。

（4）口服避孕药物：研究发现，曾经较长时间服用过避孕药的女性与其他未用过避孕药的女性相比，患卵巢癌的风险降低约40%~60%。因此，口服避孕药可作为预防卵巢癌的一种方法，对于患卵巢癌风险大（有高危因素），且在生育年龄需要避孕的女性尤其适用，但需注意长期服用可能增加乳腺癌风险。

【知识拓展】

数据显示，没有卵巢癌家族史的女性一生患卵巢癌概率仅为1.4%；若有1名一级亲属（母亲、女儿、姐妹）患病，危险增至5%；若有2名或以上一级亲属患病，危险为7%；若确定是 BRCA1/BRCA2 有关的遗传性卵巢癌家族，患病概率骤然增至40%~50%。发病风险最高的年龄段分别是50~59岁和60~69岁，到70岁时卵巢癌累计风险高达70%。

16. 什么是 *BRCA* 基因？

    BRCA 基因是一种抑癌基因，在 DNA 损伤修复、细胞正常生长方面有重要作用，当该基因发生致病性突变时，会增加罹患卵巢癌或其他癌症的风险。*BRCA1* 和 *BRCA2* 的突变可以遗传给子代，因此，卵巢癌也可能遗传。2016 年我国的一项研究数据显示，中国卵巢癌患者 *BRCA* 致病性突变率为 28.45%，其中 *BRCA1* 突变率为 20.82%，*BRCA2* 突变率为 7.63%，表明我国约 1/4 卵巢癌患者存在 *BRCA* 基因致病性突变。

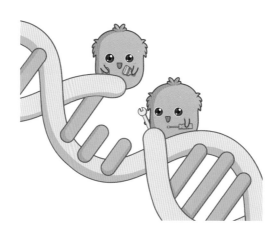

17. 如何检测*BRCA*基因突变?

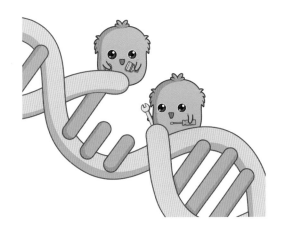

Answer

　　*BRCA*基因突变分为胚系突变(可遗传)和体系突变(不遗传)。检测*BRCA*基因有无胚系突变就是一种遗传性基因检测,需要抽5~10ml血进行检测。而检测有无*BRCA*基因的体系突变则是用肿瘤组织标本进行检测,需要将手术切除的肿瘤组织的病理石蜡切片(白片)取10~20张送检,同时也可能需要患者配合抽血。获得检测报告后,应及时咨询医生,帮助解读报告。

18. 为什么要做*BRCA* 基因检测？

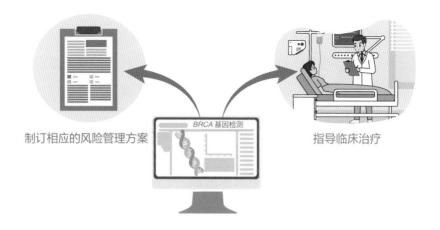

制订相应的风险管理方案   指导临床治疗

    BRCA 基因检测对于卵巢癌、乳腺癌患者及其高危人群十分重要。与健康普通人群相比，携带*BRCA* 基因致病性突变的女性，患卵巢癌和乳腺癌的概率显著上升。研究表明，*BRCA1* 基因突变的女性一生中患卵巢癌或乳腺癌的概率约为83%，*BRCA2* 基因突变的女性一生中患卵巢癌或乳腺癌的概率约为76%。

一方面，*BRCA* 基因检测的结果能帮助评估患者的亲属发生卵巢癌和乳腺癌的风险，从而制订相应的风险管理方案。比如，医生可以为有 *BRCA* 基因突变的患者亲属提供遗传咨询，并采取个体化的癌症预防措施。

　　另一方面，*BRCA* 基因检测结果对患者本人的治疗有临床指导意义。针对 *BRCA* 基因突变的靶向药物 PARP 抑制剂，可用于治疗携带 *BRCA* 突变的卵巢癌。并且，*BRCA* 基因检测还有助于预测卵巢癌患者对化疗的敏感性和预测预后。有 *BRCA* 基因致病性突变的卵巢癌患者通常对化疗敏感，并且预后相对较好。

　　因此，*BRCA* 基因突变对正常人来说是坏事（容易患相关癌症），对卵巢癌患者来说却是有利的。对于健康女性，可通过 *BRCA* 基因检测，预测患卵巢癌的风险；对于卵巢癌患者，检测 *BRCA* 基因的突变情况可以预测患者的治疗效果，评估是否适合接受相关的靶向治疗，以及接受靶向药物治疗的获益程度。

19. 哪些情况需要做*BRCA* 基因检测?

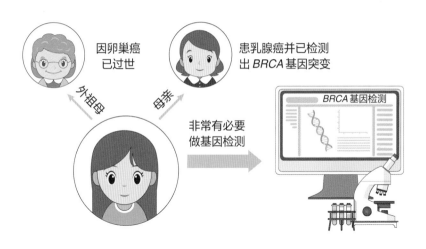

因卵巢癌
已过世

外祖母

患乳腺癌并已检测
出 *BRCA* 基因突变

母亲

非常有必要
做基因检测

BRCA 基因检测

　　并不是所有人都有必要检测 *BRCA* 基因。目前，推荐做 *BRCA* 基因检测的人群包括：

　　（1）**已经患有卵巢癌或乳腺癌的患者**：卵巢癌以及乳腺癌患者，可能携带 *BRCA1/BRCA2* 基因突变。基因检测结果可以用于指导手术、用药和预测复发风险。

　　（2）**有卵巢癌家族史或其他肿瘤家族史的健康人群**：有卵巢癌、乳腺癌、胰腺癌、结直肠癌或者前列腺癌等家族史的健康人群，特别是当患有乳腺癌／卵巢癌的亲属已检测出 *BRCA* 基因突变的情况下，非常有必要做 *BRCA* 等基因检测。

20. 如果健康女性检测出 *BRCA* 基因突变该怎么办？

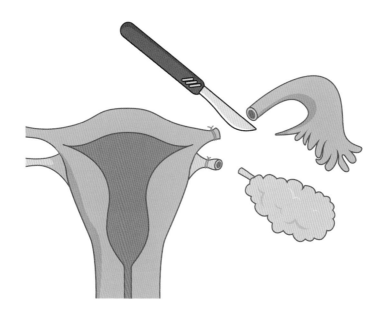

美国著名影星安吉丽娜·朱莉在得知自己携带*BRCA*基因突变，罹患乳腺癌和卵巢癌的风险很大之后，决定接受医生的建议，进行卵巢和乳腺的预防性切除手术，以预防乳腺癌和卵巢癌的发生，并将自己的情况公之于众，以引起全世界女性对此的重视。

如前所述，切除卵巢及输卵管是预防卵巢癌最有效的方法，可以使罹患卵巢癌的风险下降80%~90%。因此，对于检测出携带*BRCA*突变的健康女性，建议在40岁左右接受预防性卵巢和输卵管切除手术，因为40岁以后发生卵巢癌的风险明显增高。虽然口服避孕药也能在一定程度上降低卵巢癌的发病风险，但其预防卵巢癌的长期作用并不明确，所以对于有*BRCA*突变的女性更推荐预防性切除输卵管和卵巢，以最大程度地预防卵巢癌的发生。未接受预防性手术的*BRCA*突变女性，则必须密切进行随访检查，3~6个月做一次妇科检查、肿瘤标志物和B超检查，以期及时发现问题，及时处理。

发现携带*BRCA*突变的女性，还应该进行乳房自检，并定期进行乳腺的钼靶或超声检查，以期早期发现乳腺疾病。也可以考虑进行预防性乳腺切除，以降低乳腺癌的发病风险。建议咨询乳腺科医生。

21. 预防卵巢癌的手术怎么做?

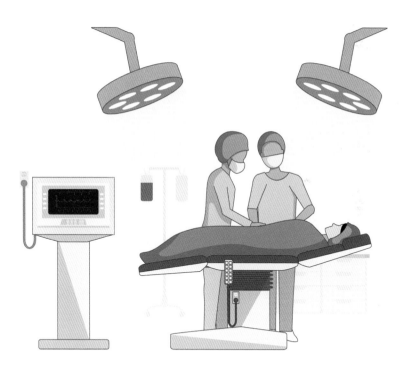

　　前文已提到，对于携带 *BRCA* 基因突变的女性，做预防性手术是预防卵巢癌最有效的手段。预防性手术是指切除可能尚未发生病变的卵巢和输卵管，注意必须同时切除输卵管。因为研究发现，相当一部分的卵巢癌是起源于输卵管的。有时医生还会根据不同情况，建议将子宫一并切除，因为携带 *BRCA* 基因突变的正常女性或已患其他恶性肿瘤的女性，发生子宫恶性肿瘤的概率也比普通人群更高。

　　手术前应做全面检查，包括检查宫颈和子宫内膜，了解卵巢、子宫等有无病变。预防性手术一般可采用微创手术，也就是腹腔镜下手术，术中应再次仔细探查卵巢、输卵管、子宫和其他器官的情况。术后将切除的卵巢、输卵管、子宫等送病理检查，病理医生还将采取特殊的方法对输卵管和卵巢等进行取材和切片检查，以确认它们是否有癌变情况存在。

五

如何早期发现卵巢癌

22. 卵巢癌能被早期发现吗？

只有大约20%的卵巢癌患者能够在早期被发现。一般是在常规体检时做超声检查发现盆腔内有肿物。卵巢癌之所以早期发现困难，一方面是因为卵巢深居盆腔深处，既看不到也摸不到，当卵巢肿瘤较小时，很难发现。另一方面，即使检查发现了卵巢有肿物，在早期时依据影像学、肿瘤标志物等检查来帮助区别良性和恶性也比较困难。此外，卵巢癌早期没有明显症状，或症状不具特异性，当患者出现症状来就诊时，往往已经处在晚期了。

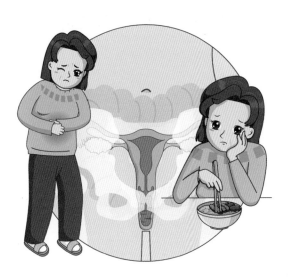

23. 患卵巢癌会有什么症状？

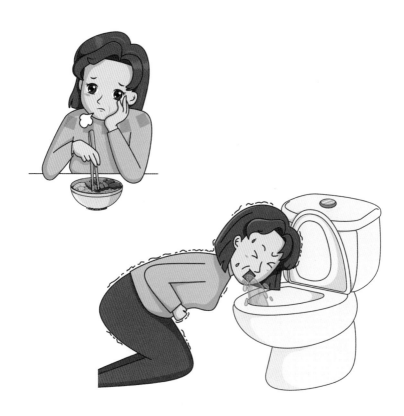

如上所述，卵巢癌早期多无症状，当出现明显的症状时，往往已是晚期。卵巢癌症状可能表现为消化道问题，如消化不良、食欲缺乏、便秘、腹胀、腹痛等，一般不会引起患者的重视，且这些症状多为晚期的表现。不少患者往往会因为这些消化道症状先去其他专科就诊。

晚期患者常因大量腹水或肿瘤在腹腔内广泛播散，导致腹围增大或出现腹胀而就诊，有时患者会以为是自己长胖了。卵巢肿瘤体积较大时会压迫周围的器官，使患者产生腹痛、腰背痛等症状。此外，食欲下降、反酸、恶心、消化不良、呕吐、尿频、便秘等症状也可能是卵巢癌的症状，这些表面现象往往让患者误认为是胃肠道的问题。

如果身体出现了不明原因的腹围增大、持续腹胀、腹部不适，或者触摸到腹部肿块，又或是出现不明原因的体重下降，应该及时到医院就诊，进行相关检查，排除卵巢癌的可能。

Question

24. 什么是肿瘤标志物？

Answer

　　肿瘤标志物是指存在于肿瘤细胞，或由肿瘤细胞产生分泌，或是患者机体对肿瘤反应产生的特征性物质，这些物质存在于肿瘤细胞和组织中，也可进入血液和其他体液，所以一般通过抽血检测这些物质。当肿瘤发生、发展时，这些物质可能出现明显升高，故称为肿瘤标志物。因此，肿瘤标志物检测可用于肿瘤的诊断、疗效观察、病情监测和预后评价。

25. 做哪些检查有可能发现卵巢癌?

（1）**妇科检查**：进行妇科检查时，要提前排净大小便，以免充盈的膀胱或者直肠内的粪块影响对盆腔情况的检查，影响医生的判断。医生通过妇科触诊可能发现可疑盆腔肿物，并根据肿物大小、质地、与周围的关系，初步判断肿物的性质。然而，比较小的卵巢肿物很难通过妇科检查被发现。

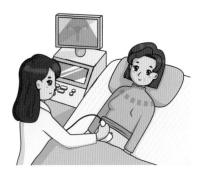

盆腔超声检查（经腹或经阴道）

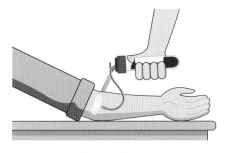

肿瘤标志物检查

（2）**影像学检查**：为诊断是否患卵巢癌，可选择的影像学检查主要包括盆腹腔的B超、CT、MRI（磁共振）及全身的PET-CT检查等。这些影像学检查可以显示卵巢、输卵管、子宫的大小和位置，盆腹腔有无肿物；以及帮助临床医生判断卵巢肿物的性质、大小、位置、转移范围等。

（3）**肿瘤标志物检测**：患卵巢癌时最常出现异常升高的肿瘤标志物是CA125。CA125是人体内的一种糖蛋白，正常情况下在血液中检测到的数值很低，而80%的卵巢癌患者会在血清中检测到CA125水平的显著升高。因此，CA125检测被广泛用于卵巢癌的诊断、预后评估和治疗效果的监测。此外，还有CA199、HE4等，也可能在患卵巢癌时升高。

需要注意的是，除了卵巢癌，其他疾病也有可能引起血清CA125升高，包括其他恶性肿瘤（如乳腺癌、胰腺癌、胃癌、肺癌、肠癌等）和一些良性疾病（如卵巢良性肿瘤、子宫内膜异位症、子宫腺肌病、炎症等）。年轻女性在月经期和妊娠期时，CA125也有可能升高。所以单纯的CA125升高并不能确诊为卵巢癌，必须要结合症状、查体的发现和影像学结果等进行综合判断。

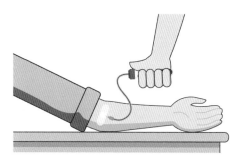

抽血进行

Question

26. 卵巢癌需要与哪些疾病鉴别？

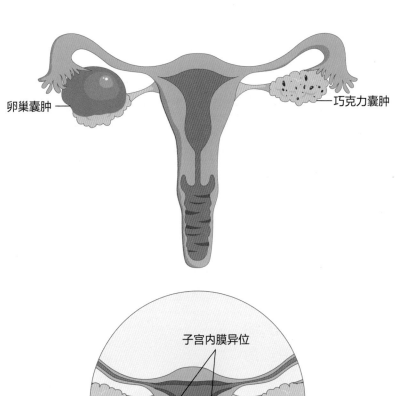

卵巢囊肿 —————

————— 巧克力囊肿

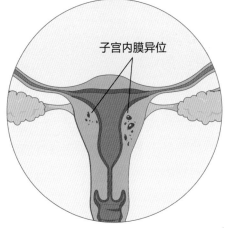

子宫内膜异位

前面讲到，卵巢癌的症状并不特异，需要与以下疾病鉴别：

（1）**异位妊娠**：也称"宫外孕"。当宫外孕时，患者可出现停经、腹痛、阴道出血等症状。B超检查会发现盆腔，特别是输卵管卵巢区域有肿物。宫外孕破裂时可能会发生失血性休克和晕厥。处于生育年龄的女性发现盆腔肿物时，应首先进行超声检查和抽血化验（主要是检测β-hCG），排除异位妊娠的可能。

（2）**其他卵巢疾病**：前文中（问题7）我们已经提到卵巢癌与卵巢囊肿、卵巢良性肿瘤、卵巢交界性肿瘤的不同。良性的卵巢肿瘤较大时，也可能引起腹痛、腹胀、尿频、大便困难等症状，此时应及时就诊，进行妇科检查、影像学检查以及肿瘤标志物的检测，帮助排除卵巢癌。

（3）**盆腔炎症**：急性盆腔炎往往有白带增多、持续腹痛等症状。盆腔结核多为慢性炎症表现，可出现盆腔肿物、大量腹水等，有时会被误诊为卵巢癌，需要通过结核抗体等相关检查、腹水细胞学检查、病灶穿刺活检，甚至手术探查等手段来鉴别。

（4）**子宫内膜异位症**：卵巢的子宫内膜异位症，俗称为"巧克力囊肿"，在妇科检查及B超等影像学检查上也表现为盆腔卵巢的肿物，多为囊性，肿瘤标志物CA125也常常升高。子宫内膜异位症的患者可能有明显的痛经症状，和月经不规律的表现，影像学检查或手术探查有助于鉴别子宫内膜异位症和卵巢癌。

（5）**胃肠道来源肿瘤**：一些胃肠道来源的肿瘤，如直肠、乙状结肠癌，因其部位在盆腔，当出现较大体积的肿瘤时，或转移到卵巢时，容易与卵巢癌相混淆。一方面，肠癌患者通常有腹痛、腹胀、大便习惯的改变；另一方面，必须做胃肠镜检查才能判断盆腔的肿瘤是否为胃肠原发。

27. 卵巢癌常见的转移方式有哪些?

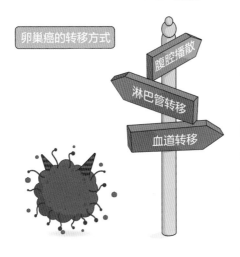

卵巢癌的转移方式
腹腔播散
淋巴管转移
血道转移

腹腔播散是卵巢癌最常见的转移方式,即使卵巢部位的肿瘤很小,也可能转移到整个腹腔内,包括横膈、大网膜、小肠系膜、直肠、结肠等腹腔脏器的表面及实质内。

卵巢癌也经常通过淋巴道转移,较常见的是转移到盆腔和腹主动脉旁的淋巴结。如果腹股沟、锁骨等远处淋巴结发生了转移,则意味着卵巢癌已经发展到了晚期。卵巢癌一般较少通过血道转移,仅少数晚期患者可血行转移到肝、肺等部位。

28. 卵巢癌如何划分早期和晚期？

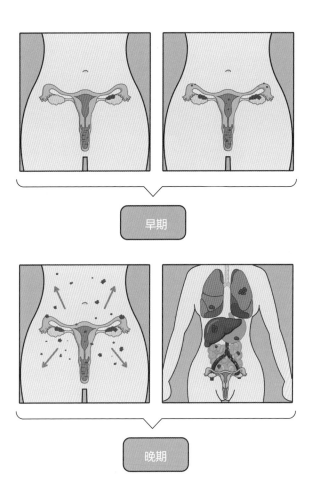

早期

晚期

卵巢癌分期的目的是针对不同的病情阶段，制订最佳的治疗方案，并且有助于评估患者的预后（即预测复发及生存情况）。

目前通常采用国际妇产科联盟（FIGO）的手术病理分期标准，Ⅰ期和Ⅱ期为早期，Ⅲ期和Ⅳ期为晚期。在治疗前医生会根据患者的症状、体检及影像学检查结果等作出初步的分期，在手术后再进行准确分期。

早期患者的肿瘤尚局限在盆腔，晚期患者的肿瘤则已扩散至腹部甚至更远的器官，大约70%的卵巢癌在初诊时已是晚期。但是，并非晚期患者就"无药可治"，医生会根据实际情况，为每位患者制订个体化的诊疗方案。

六

如何确诊卵巢癌

29. 怀疑患卵巢癌时需进一步做哪些检查？

（1）**多部位的影像学检查**：当盆腔的检查怀疑卵巢癌时，还需要进一步了解除盆腔外其他部位有无转移的肿瘤，可能需进行腹部、胸部的CT检查，医生也可能建议行全身的PET-CT检查。

（2）**胃肠镜检查**：主要是为了排除胃肠道肿瘤转移至卵巢的可能，以及了解肿瘤是否侵犯胃肠道。肿瘤原发于胃肠道还是原发于卵巢，治疗方案是不一样的。

（3）**肿瘤标志物检测**：肿瘤标志物的检测有助于判断肿瘤的良恶性，很多恶性肿瘤患者的肿瘤标志物会有明显升高；肿瘤标志物的检测也有助于判断肿瘤来源及病理类型，不同器官来源或不同病理类型的肿瘤可能引起不同的肿瘤标志物升高。

（4）**肿瘤组织病理检查**：是确诊卵巢癌的方法。一

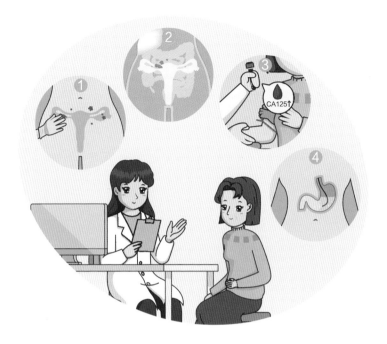

般是由病理医生通过对妇科医生手术切除的肿瘤标本进行全面仔细的病理检查，从而明确所切除肿瘤的良恶性、肿瘤的来源（是否卵巢原发），以及肿瘤的组织学类型（卵巢癌有很多的类型，治疗方案不一），为制订治疗方案提供依据。

部分晚期卵巢癌患者不能直接进行手术治疗，需要在手术前先进行化疗，化疗前就必须取得卵巢肿物是恶性肿瘤的病理证据，此时通常是在彩超引导下进行肿瘤穿刺活检，或通过探查手术（包括开放探查手术和腹腔镜探查手术）取得肿瘤组织送病理检查。

30. 卵巢癌一定要做PET-CT 检查吗？

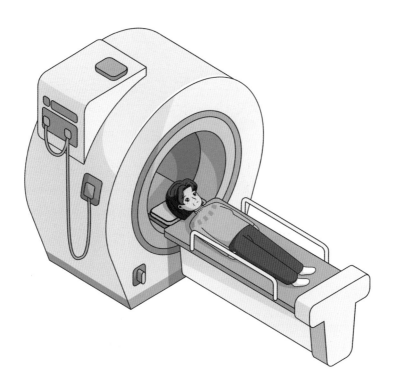

卵巢癌患者不一定都要做PET-CT检查。根据患者不同的情况，医生会选择最合适的影像学检查，可能是多部位的CT或MRI（磁共振）检查，也可能是全身的PET-CT检查。

PET-CT是将PET图像与CT图像完美合二为一，由PET提供肿瘤病灶的功能与代谢等信息（有助于判断病灶的良恶性），而CT提供病灶的精确定位，两者结合通过一次显像可获得全方位的断层图像，可一目了然地了解全身的肿瘤情况，减少漏诊。

此外，PET-CT检查可以发现体积很小的肿瘤病灶，以及外观大小正常的淋巴结转移，比CT和MRI更准确地检测到卵巢癌的原发病灶和转移病灶。

当高度怀疑是晚期卵巢癌或是卵巢癌复发时，医生会建议患者做全身的PET-CT检查，以明确转移病灶的部位和大小。但PET-CT检查费用较高，患者可以根据自己的经济状况和医生的建议进行选择。值得注意的是，PET-CT检查并不能代替病理检查，病理检查仍然是确诊卵巢癌的"金标准"。

31. 卵巢癌确诊一定要有病理吗？

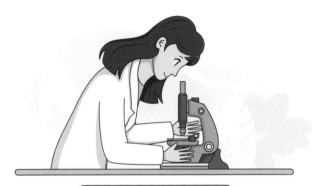

肿瘤活检标本的病理检查

是的。无论是肿瘤组织的穿刺活检，还是手术切除肿瘤的病理检查，都是确诊卵巢癌必不可少的。如果怀疑患卵巢癌，手术既可达到治疗的目的，也可达到明确诊断的目的。手术中的探查所见和手术后的病理检查结果是诊断卵巢癌的"金标准"。

32. 卵巢癌有哪些类型？不同类型有什么区别？

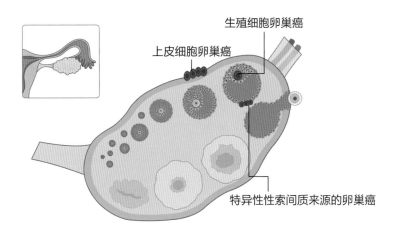

生殖细胞卵巢癌

上皮细胞卵巢癌

特异性性索间质来源的卵巢癌

　　卵巢癌大部分为原发性（即肿瘤原发于卵巢），少部分为转移性（即其他部位原发的癌症转移至卵巢）。卵巢组织由多种功能结构和成分的细胞组成，每种细胞都可以发生肿瘤。因此，可根据不同细胞来源对原发性卵巢恶性肿瘤进行分类，主要包括三大类：上皮性卵巢癌

（上皮细胞来源的卵巢癌）、卵巢恶性生殖细胞肿瘤（生殖细胞来源的卵巢恶性肿瘤）和卵巢性索间质细胞肿瘤（性索间质细胞来源的卵巢肿瘤）。

（1）**上皮性卵巢癌**：上皮性卵巢癌是最常见的一种卵巢恶性肿瘤，占卵巢恶性肿瘤的85%~90%，老年女性多见。*BRCA*基因突变与这种类型的卵巢癌发生密切相关，其特点是晚期病例多，容易复发，是比较难治愈的疾病。

（2）**卵巢恶性生殖细胞肿瘤**：生殖细胞来源的卵巢恶性肿瘤约占卵巢恶性肿瘤的6%，好发于年轻人，且大多数发生在青春期及青春期以前。恶性程度高，但通常为单侧，对化疗敏感，手术联合化疗可使90%左右的患者达到治愈，而且相当一部分患者可以做保留生育功能的手术，治疗后还有机会生育孩子。

（3）**性索间质来源的卵巢肿瘤**：主要包括颗粒细胞瘤、卵泡膜细胞瘤，这一类肿瘤常有分泌性激素的功能，可能会造成月经异常、不孕以及男性化等症状。通常恶性度较低，发展慢。总体疗效介于前两者之间，也有保留生育功能的可能。

（4）**转移性卵巢癌**：是指身体其他部位的肿瘤转移至卵巢引发的卵巢肿瘤，其中最常见的是胃肠道来源的肿瘤。这种情况需要原发肿瘤的专科医生来制订治疗方案。

七

确诊卵巢癌后
该怎么办

33. 患了卵巢癌应该去哪个科治疗？

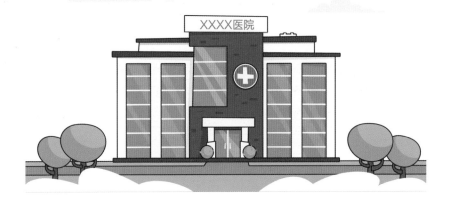

治疗卵巢癌最专业的医生是妇科肿瘤医生，一般只有肿瘤专科医院设有妇科肿瘤科，一些三甲医院的妇产科也有治疗妇科肿瘤的团队。初始治疗的规范，特别是手术的彻底性和采用标准方案的化疗十分重要，要选择专业的妇科肿瘤医生进行诊治。

卵巢癌的治疗过程是漫长而复杂的，除手术外，还包括化疗、靶向治疗等其他治疗。在一些综合医院，患者在妇科接受手术治疗后，会转给肿瘤内科医生进行化疗和/或靶向治疗。而在肿瘤专科医院，卵巢癌的手术、化疗和靶向治疗通常均由妇科医生实施。

对晚期或复发卵巢癌，最理想的诊治模式是多学科医生团队的会诊。

34. 患了卵巢癌在开始治疗前需要做哪些准备？

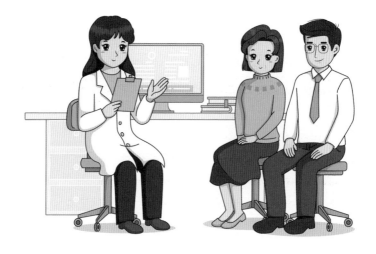

第一，充分了解病情和进行知情同意。患者及家人应积极向主管医生咨询病情和治疗方案，家人不宜向患者隐瞒全部病情，患者有知情权，应逐步对患者说明情

况，使其对整体诊疗计划有一定的了解和准备，才能更好地配合治疗。

第二，做好打"持久战"的思想准备。卵巢癌的治疗效果、治疗结局因人而异，既不要盲目乐观，也不必悲观地认为没办法治了。晚期卵巢癌患者在经过规范和积极的治疗后，大约70%的患者会出现复发，且有可能多次复发，需要反复治疗，应将晚期卵巢癌当成慢性病来看待。

第三，做好应对治疗毒副作用的准备。卵巢癌的治疗包括手术、化疗、靶向治疗等，都不可避免地有一定的治疗的并发症或副作用，必须做好充分的思想准备，从容应对治疗带来的毒副作用。

第四，加强营养，保证体能。患者要调整好自己的情绪和状态，做到"吃好、睡好、心情好、适量运动"，保证有较好的体能状态和心理素质来接受长期的抗肿瘤治疗。

最后，在经济上也要作好充分的准备，对医保的相关政策和具体要求了解清楚，在治疗前办好医保手续，减少后顾之忧。

35. 患了卵巢癌治疗费用大概需要多少?

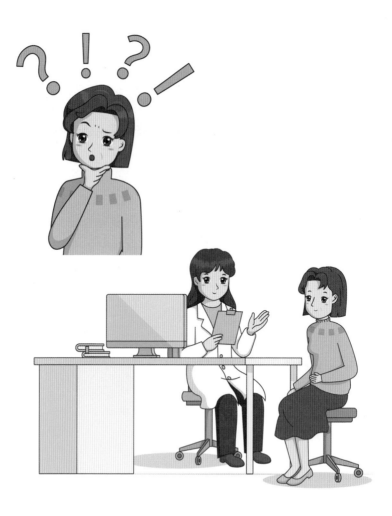

由于每个患者的初始病情不同、治疗过程不同、医保类型不同，因此，在治疗前很难准确计算整个治疗过程的费用。

就手术来说，手术范围小、手术过程顺利的患者，自然花费就少；而手术复杂、手术时间长、需要输血、需要切除部分器官或手术后出现相关并发症的患者，花费则会较多。

就药物治疗来说，化疗药物和靶向药物有不同的生产厂家，价格不同。患者可根据自己的经济情况和医保政策选择不同厂家的药物，包括进口药和国产药。

然而，患者也必须懂得，不是越贵的药物越好，也不是靶向药物就比化疗药物好，医生会根据病情和治疗阶段制订不同的方案，但首先应进行最标准的治疗。恰当的、适合的治疗才是最好的治疗。

36. 患了卵巢癌要忌口和吃补品 / 保健品吗？

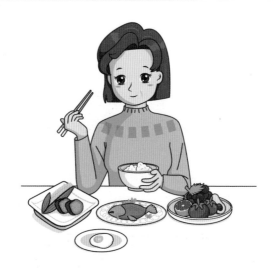

　　常常有患者咨询：患了卵巢癌是不是就不能吃鸡蛋、鸡肉、羊肉等。其实，许多在病友中流传的"忌口"讲究，并没有科学依据。肿瘤患者在饮食方面应注意以下几点：

　　（1）食物种类应多样化，保证营养均衡。癌症患者的身体处于高消耗状态，每天应摄入充足的蛋白质和维生素，如肉类、豆制品、蛋奶制品等，多吃水果、蔬菜和五谷杂粮。避免摄入过多高糖、高脂肪的食品，不要长期吃烧烤、烟熏、腌制的食物，这些食物都含有世界卫生组织公布的I类致癌物质，对人类身体有致癌作用。

（2）戒除抽烟、喝酒、熬夜等不良生活习惯，以保持身体最佳状态，有利于抗肿瘤治疗和恢复。

（3）在化疗期间，许多患者会出现恶心、呕吐等胃肠道反应，食欲明显下降。这时应注意少量多餐，选择清淡、易消化的食物，忌辛辣、生冷、油腻的食物，如果不想进食也不必强求。必要的时候，为帮助患者改善身体状况，顺利完成治疗，医生可能会酌情给予肠内或静脉的营养补充。

（4）切勿轻信各种所谓的"抗癌食品"。目前没有任何证据表明，所谓的"抗癌食品"像商家宣传的那样有明显的抗癌效果，一味相信所谓的偏方而影响了正常的饮食，反而得不偿失。

（5）不要迷信各种保健品或补品，例如燕窝、人参、冬虫夏草等，这些保健品或补品的营养效果不一定优于天然食物。其次，这些产品如果经过不恰当的加工，也有可能存在有害的成分，应注意在正规渠道购买。此外，像人参这类补品有"活血"作用，要避免在手术前后食用，以免造成出血倾向。服用前应咨询医生，特别是正规的中医，遵医嘱而行。

37. 患了卵巢癌还能活多久？

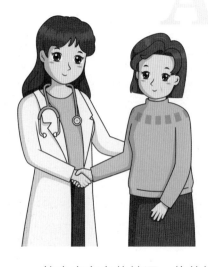

医生可以根据患者所患卵巢癌的病理类型、分期，以及患者对治疗的反应等情况，在一定程度上预测患者生存时间的长短。

但是，肿瘤的发展和对治疗的反应是因人而异的，是非常个性化的过程。不同的患者在身体情况、依从性、对待生活的态度和肿瘤对治疗的反应性等方面都有较大的区别。并且，卵巢癌的病情发展相对是缓慢的，医生并不能在诊断时就像"占卜"一样，给出一个患者还能活多久的"断言"。

患者应当保持良好的心态和乐观的态度，积极配合医生，积极治疗疾病，往往能为自己争取到出乎意料的长期生存时间，甚至治愈。

八

卵巢癌的手术治疗

手术治疗是卵巢癌的主要治疗方式之一，几乎每一位卵巢癌患者都要经历手术的"洗礼"。通过手术，可以尽可能地切干净肉眼可见的肿瘤，还可以改善患者的症状，帮助医生进行肿瘤的确诊和分期，有利于后续的治疗。

38. 患了卵巢癌一定要做手术吗？ 手术越快做越好吗？

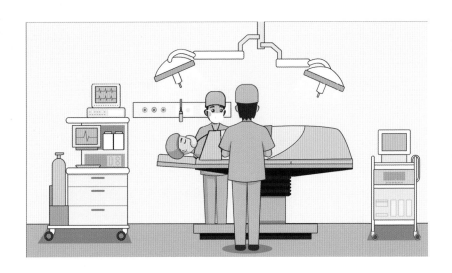

基本上所有的卵巢癌患者都要至少接受一次手术。对不同的患者，手术的时机选择可以不同，并不是所有的卵巢癌患者一经诊断就要立即进行手术治疗。医生会根据病情进行全面评估，有的患者在手术前需要接受化疗，有的患者合并有一些内科疾病，需要先进行一些降低手术风险的处理，改善一般情况后才能手术，以减少手术相关的并发症和死亡风险。当然，如果患者存在严重的手术禁忌证，如严重的心脏病，也可能没有手术的机会。

　　所以，并不是越快进行手术越好，医生会根据患者的不同情况选择合适的手术时机。

39. 哪些卵巢癌患者适合立即手术？
哪些不适合立即做手术？

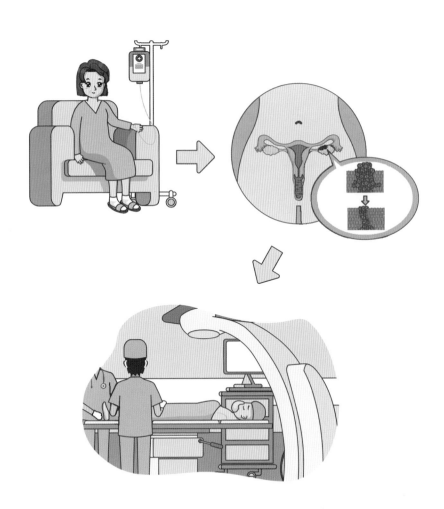

早期卵巢癌病灶局限在盆腔，手术基本都可以切除干净肿瘤。对早期卵巢癌患者来说，经过抽血化验、心电图检查、心肺功能检查、CT/MR等一系列检查评估之后，若无手术禁忌证，医生会尽快为其安排手术。肿瘤手术是择期手术，不必着急，要耐心等待手术前的检查完成，更不要病急乱投医，要在有资质的医院接受手术。

对于晚期卵巢癌患者来说，初次手术不一定都能切干净肿瘤，甚至有少部分患者的初次手术可能为"开关手术"，也就是说手术中探查发现腹腔内肿瘤弥漫，特别是与重要脏器关系密切而无法完全切除，只能取肿瘤活检就关腹，或者切除部分肿瘤。所以，晚期患者必须经过严格评估才能决定手术时机，若患者一般状况较好，预计初次手术切净肿瘤的可能性大，医生会选择直接手术；如果患者一般状况较差，有发热、营养不良、严重贫血、心肺功能较差等情况，即使预计手术可切净肿瘤，也需要等患者的一般情况改善后才能手术，因为这种情况下做手术风险很大，术后并发症多，对患者来说是不利的。

还有一部分晚期患者，经医生评估后，预计直接手术可能无法切净肿瘤，或手术范围和创伤较大，需切除的重要脏器较多。此时，医生会为患者先进行3~4疗程的化疗，目的是缩小肿瘤，提高手术切净肿瘤的概率，减少手术风险及并发症，这种在手术前进行的化疗称为新辅助化疗。已经有研究表明，晚期卵巢癌患者新辅助化疗后再做手术的疗效并不差于直接手术。但究竟是先做化疗，还是先做手术，应该由专业的妇科肿瘤医生（而不是普通妇科医生）来评估。

40. 卵巢癌手术前要做哪些检查?

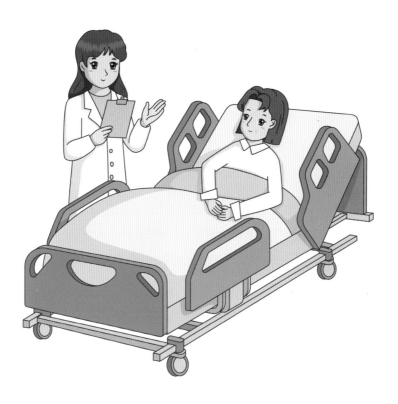

卵巢癌患者入院后，医生会详细询问患者的病史，包括发病的过程、既往疾病史、月经婚育史、家族史、过敏史等，询问的内容会很细、很多，患者要耐心回答。当询问内容涉及隐私时，患者可要求与医生单独沟通，切忌隐瞒病情病史。患者刻意隐瞒或遗漏告知的病情可能会导致医生作出错误的判断，不利于患者的诊治，甚至会产生非常危险的后果。对于年迈或是语言不通的患者，需要有家属充当"翻译"的角色，以便顺利完成问诊。

手术前首先需要对患者的身体功能进行检查，常规项目包括血压、血糖、血常规、肝肾功能、凝血功能、心电图、心肺功能等，这些检查可以帮助医生判断患者是否能耐受手术。其次是对肿瘤的检查，包括查体、检测肿瘤标志物以及影像学检查，这些检查都是为了确定治疗方案，包括手术的方式、范围和最佳时机。

为了完成上述检查，患者可能需要被抽取数管血标本，但是不必担心这会对身体产生不利影响，因为抽血的量不至于对身体造成损伤，而这些检查又是治疗前非常必要的。

41. 卵巢癌手术前要做哪些准备？

（1）**签署手术知情同意书**：通知一位直系亲属前来医院；在患者本人和直系亲属签字前，医生会告知手术的具体方式、手术可能产生的风险和并发症等。

（2）**禁饮禁食**：全麻手术一般在术前一天中午、晚上吃流质饮食，晚上8点禁食，晚上10点禁水，直到手术前都不能吃、不能喝，口干只能漱口。手术当天如果要等到下午或更迟手术，医生会给予静脉补液，不用担心肚子会很饿。

严格的禁食方案是为了防止全麻手术过程中呕吐引起误吸，导致窒息或出现吸入性肺炎。大部分手术在术前一天还需口服泻药，作好肠道清洁的准备。

（3）**清洁身体和备皮**：手术前患者要洗头、洗澡、剪手脚指甲（有美甲的也要卸掉）；护士会帮患者清洁干净肚脐眼、备皮（剃干净术野和会阴部的毛发）。

（4）**阴道灌洗和停留尿管**：除了没有性生活的患者，大部分卵巢癌患者术前都要由护士用药水将阴道冲洗干净，以减少感染。有些患者还需要在术前进行阴道塞纱和停留尿管。

（5）**镇静安眠**：患者术前精神紧张是很正常的，手术的前一天晚上可以服用安眠药帮助睡眠，避免因睡眠不好引起的血压升高、心率波动等影响手术进程。

42. 卵巢癌手术的范围是什么？

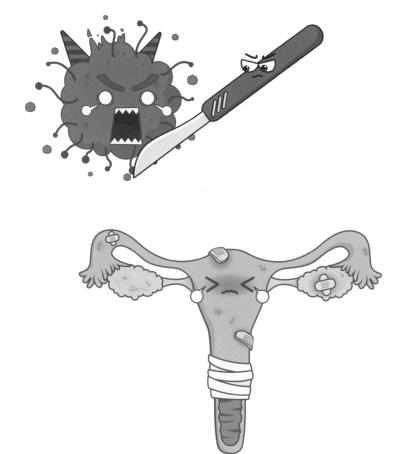

　　早期卵巢癌的手术，一方面是为了切除肿瘤，另一方面是为了进行准确的分期诊断，术后根据分期决定后续治疗方案。所以，早期卵巢癌的手术被称为"卵巢癌全面分期手术"，切除的组织器官可能包括子宫、卵巢、输卵管、大网膜、阑尾、盆腔髂血管旁淋巴结和腹主动脉旁淋巴结等，以及对任何可疑部位进行活检。

　　晚期卵巢癌的手术主要目的是切净肉眼可见的全部肿瘤，所以晚期卵巢癌的手术被称为"卵巢癌细胞减灭术"，切除的组织器官可能包括子宫、卵巢、输卵管、大网膜、阑尾、转移淋巴结、部分肠管、肿瘤种植的腹膜及其他受累器官等。如果手术未能达到完全切净肿瘤的目标，残留的肿瘤的最大径线超过1cm，称之为"不满意（或不理想）减瘤术"。如果手术能达到残留肿瘤的最大径线小于1cm，则为"满意（或理想）减瘤术"。而R0切除，就是指手术完全切净了肿瘤，术毕已经无肉眼可见的残留肿瘤了，这是最理想的情况，有利于后续的药物治疗，治疗效果也会更好。

43. 手术可以治愈卵巢癌吗？

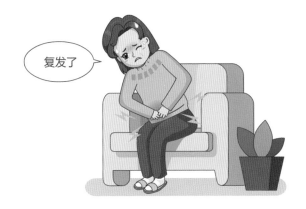

复发了

  对于早期卵巢癌，手术可以将肿瘤完全切除。但术后医生仍需根据手术切除标本的病理检查情况和具体的分期情况，决定是否需要进行辅助化疗，以及进行多少疗程的化疗，仅极少数患者不需要进行术后辅助化疗。早期患者在全面分期手术和必要的化疗后有很大机会得到治愈。

对于晚期卵巢癌患者，单纯手术不能治愈卵巢癌。无论手术是否切净肿瘤，术后都需要进行规范的多疗程化疗，化疗后还有可能需要用靶向药物进行维持治疗。即便如此，晚期卵巢癌的复发率仍较高，仅少数患者可治愈。

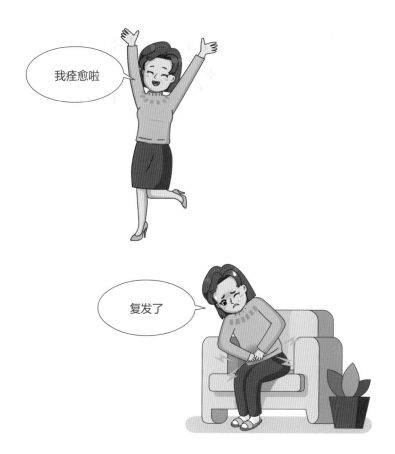

44. 卵巢癌手术有什么风险和并发症?

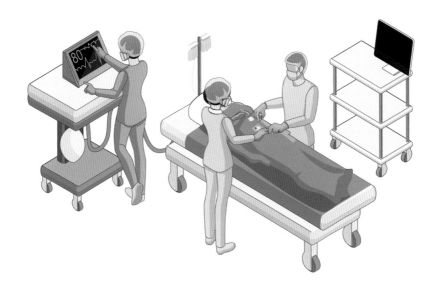

（1）**出血**：手术中常见的风险是术中出血，术后也仍有出血的风险，尤其是术后24小时内。出血量较多时可能需要输血，甚至需要急诊手术出血。

（2）**器官的切除和损伤**：卵巢恶性肿瘤很容易在腹腔内播散，并侵犯各器官，如盆腔器官（膀胱、输尿管、直肠等），以及上腹部器官（膈肌、肝脏、胆囊、脾脏、胰腺、肾脏、肠管等）。为了切除肿瘤，卵巢癌手术有可能需要切除上述受累的（部分）器官组织，造成这些组织器官和邻近神经、血管等的损伤。

（3）**肠瘘**：如上所述，卵巢癌经常侵犯肠道，尤其是直肠。手术时往往需要将肿瘤自肠管表面分离或切除病变累及的肠管，切除肿瘤后可能需行接合肠道的肠吻合术或肠修补术，吻合口和修补处都有可能出现生长愈合不良，从而导致肠瘘。肠瘘时肠道里的内容物（肠液、粪便）经肠壁破损的地方（如吻合口）流到腹腔内，可引起发热、腹痛等感染症状。

有时为切干净肿瘤，肠切除的范围较大，可能无法再接合肠管，就需要行"肠改道/肠造口"术。这是指将肠管拉出并固定在腹壁皮肤外，做成"人工肛门"，贴上造口袋后，由腹壁造口处的肠管（人工肛门）非自主性地排放大便，而不是从肛门排大便。"肠造口"可能是暂时性的，也可能是永久性的。暂时性的肠造口通常是为了降低吻合口瘘的发生而做的预防性造口，一段时间后医生会根据恢复情况，特别是排便情况，决定可否将肠造口还纳，从而恢复正常的肛门排便。

（4）泌尿道瘘：泌尿系统器官（输尿管、膀胱）受肿瘤侵犯时，也可能进行泌尿器官的切除吻合手术或改道手术，同样可能有尿瘘的发生。

（5）生殖内分泌功能的影响：年轻患者因为切除了子宫及卵巢输卵管而丧失生育能力；绝经前女性切除卵巢后体内雌激素水平下降，可能产生更年期症状。

（6）其他并发症：手术过程中和手术后，可能还有麻醉意外（如药物过敏）、心脑血管意外（如心肌梗死、脑梗死）等低概率风险的发生。术后出现腹部伤口愈合不良、肠梗阻、血栓形成等并发症，也有一定的概率，其发生受各种因素的影响，如手术范围和患者身体本身状况的影响。

45. 卵巢癌手术前后如何调理饮食?

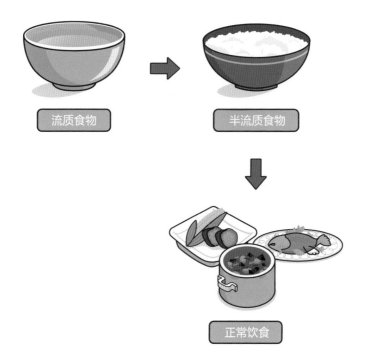

流质食物 → 半流质食物

正常饮食

围手术期宜清淡饮食。术前一天开始半流质或流质饮食，晚餐一般只能吃流质食物。术前一天的晚上8点以后，禁饮禁食。

如果手术没有涉及肠道切除，手术当天清醒后可以喝少量水，术后第一天可以吃流质食物（如粥水、清淡的汤水等），食物可以适量加盐，最好不要吃甜食或容易产气的食物（如牛奶）。等肛门排气后可以开始吃半流质食物（如白粥、菜肉粥、麦片、蒸蛋、面条等），之后逐渐恢复为正常饮食。不过，容易胀气的食物（如牛奶、豆浆等）和生冷食物（如水果）应少吃或晚一些再吃。

如果手术切除了部分肠道，一般需要禁食数日。

总之，根据不同的手术方式和手术范围，以及每个患者恢复的情况，饮食安排会有所不同，需要听从手术医生的医嘱。

46. 卵巢癌手术后要注意什么？该如何配合医生？

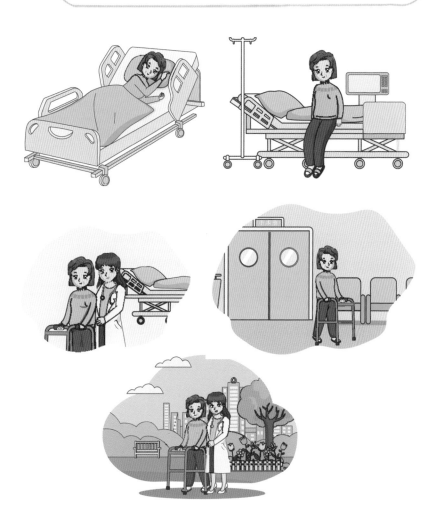

（1）**适当活动**：术后当天患者清醒后就可以在床上转身，并不会影响伤口的愈合。患者在术后应尽早下床活动。次日可以尝试先在床上坐起来，如果没有头晕等异常情况，尝试下床站立，然后在床边和室内活动，逐渐过渡到在病房外活动。术后患者比较虚弱，活动时一定要有人陪同。

（2）**咳出痰液**：由于患者在全麻手术过程中会接受气管插管，术后往往会因此出现喉咙痒、咳嗽和咳痰等症状。咳嗽时，患者应取坐位，前倾身体，尽量将痰咳出来，不必因担心撕裂伤口而不敢用力咳痰，咳嗽时家属配合拍背，并将患者腹部伤口由两侧向中间轻轻推压，也可以使用腹带，以缓解咳嗽时腹部压力增加造成的伤口疼痛。

（3）**安静休息**：患者在术后两天内会比较疲倦，此时除适量活动外，需要更多地休息，保持安静，不宜过多大声说话和呻吟，这样会容易加重腹胀的情况，尤其是还没有肛门排气时。伤口疼痛时应告知医护人员，医生会根据疼痛程度进行相应的止痛处理，没有必要"忍住疼痛"。

47. 切除卵巢后还是女人吗？
对身体有什么影响？

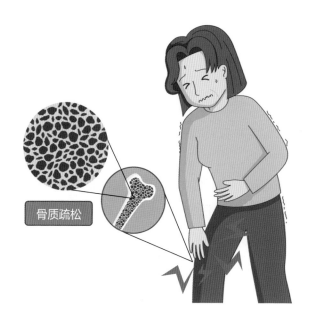

骨质疏松

有人以为女性切除卵巢后会变成男性，这是一个非常大的误解。

切除卵巢对绝经前和绝经后女性身体的影响不一样。

绝经后女性的双侧卵巢已经没有分泌激素的功能了，切除卵巢后对身体的影响很小，患者也不会有自觉的不适症状。

绝经前女性的卵巢还有内分泌功能，切除双侧卵巢后，女性的雌激素水平迅速下降，可能会出现更年期症状，如潮热、盗汗、脾气差、睡眠不佳、闭经等。如果同时切除了子宫，女性将不再有月经和孕育能力。

无论是自然绝经，还是切除卵巢后的绝经，都不会使女性变成男性。但是，绝经时间长了，有可能会出现骨质疏松，以及发生心血管疾病的风险增加等。因此，需要咨询妇产科内分泌医生，进行一些必要的检查，由医生根据具体情况进行绝经后的管理指导。

48. 卵巢癌患者治疗后可以补充雌激素吗？

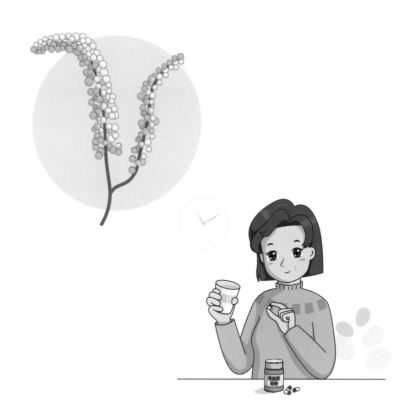

对年轻的卵巢癌患者，手术切除双侧卵巢后，患者很可能会出现更年期症状，有些患者的症状还很严重，影响生活质量。这该怎么办？一般需要补充外源性雌激素。补充外源性雌激素是否会增加卵巢癌复发的风险呢？这个问题的答案尚无定论。卵巢癌患者可以在妇科内分泌医生和妇科肿瘤医生的共同指导下，谨慎补充性激素（也就是进行"激素补充治疗"）。

　　有一些非激素类药物，如植物类黑升麻药物可以缓解绝经后的一些不适症状，如潮热、盗汗等。谷维素对神经衰弱、失眠等有一定的辅助治疗作用，但单独使用效果欠佳。补充钙剂对预防骨质疏松可有一定作用。

49. 卵巢癌患者手术后还可以有性生活吗？

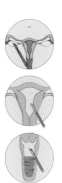

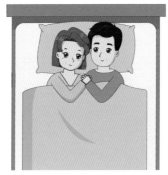

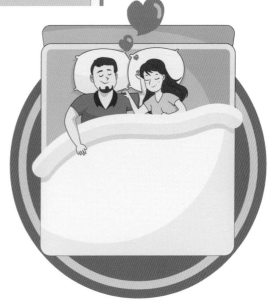

手术后如果恢复良好，大多数卵巢癌患者仍然可以有性生活，根据手术范围的不同，性生活有可能会受到不同程度的影响。正常的性生活不会影响肿瘤的复发和治疗效果。

如果是在绝经前患卵巢癌，手术切除了双侧卵巢后，体内雌激素水平下降，可导致阴道干涩，同房时会出现疼痛（性交痛）和不适。这种情况可考虑阴道内局部使用雌激素软膏，或使用阴道润滑剂等方法，缓解阴道干涩症状。如果保留了一侧卵巢，即使手术切除了子宫和子宫颈，性生活不会受到明显影响。

手术后需要等待4~6个月，等阴道伤口完全愈合后才能开始性生活。然而，卵巢癌的手术通常需要切除双侧卵巢，有时也需要切除部分阴道，阴道长度缩短会使性生活质量受到一定的影响。卵巢癌手术也可能切除了一些对性功能有影响的盆腔细小神经，也会使性生活的质量下降。

50. 卵巢癌患者手术后还可以工作吗?

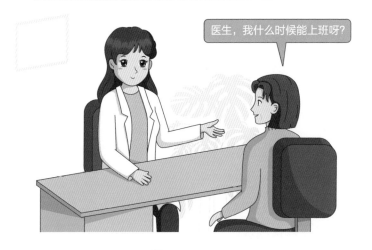

卵巢癌患者手术后休养1~2个月后，一般身体情况多能基本恢复如常。若手术范围较大，则可能需要更长的时间恢复。由于大多数卵巢癌患者术后都需要进行3~6个疗程的化疗，故建议在化疗结束后要继续休息调养一段时间，安静休息，加强营养，等身体恢复到正常状态，再逐渐恢复工作。开始工作时劳动强度不宜过大，逐渐过渡到常态工作。

九

卵巢癌的化疗

51. 什么是化疗？

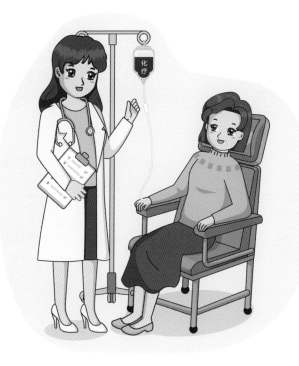

化学治疗（简称化疗）是指使用细胞毒药物杀死癌细胞，是一种全身性的治疗。

按给药方式不同，分为静脉化疗（最常用）、腹腔化疗、口服化疗以及动脉化疗等。化疗方案可以是一种药物，或两种药物，甚至多种药物组成。化疗也可以与其他药物，如靶向药物联合使用。

化疗是分疗程（周期）进行的，根据化疗方案的不同，每个疗程的治疗时间不同，疗程之间的间隔不同。卵巢癌化疗的间隔时间最常为每3周给药1次，也有每周给药1次的周疗。

52. 卵巢癌患者一定要化疗吗？

　　绝大多数的卵巢癌患者都是需要化疗的，仅很少一部分早期卵巢癌患者，手术后不需要辅助化疗。

　　所以，卵巢癌患者在手术后有了病理报告以后，一定要咨询医生是否需要化疗，及化疗的疗程数。

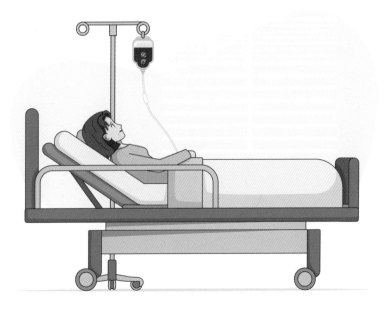

53. 卵巢癌化疗的途径、方法有哪些？

根据给药途径的不同，化疗给药的方法分为：静脉化疗、动脉化疗、腹腔化疗、口服化疗。

（1）**静脉化疗**：是从静脉血管滴注化疗药物，就是我们通常所说的"打点滴"，静脉滴注化疗的给药时间比较长，每次通常要30分钟到数小时，静脉化疗是治疗卵巢癌最常用的给药方法。

（2）**动脉化疗**：在卵巢癌应用较少。是指通过动脉置管的方法，将化疗药物灌注到肿瘤的供血动脉血管，通常需要穿刺动脉血管和留置导管，有一定的创伤性及复杂性。

（3）**腹腔化疗**：是针对卵巢癌转移特点而特有的一种给药方法，因为卵巢癌容易在腹腔内播散，如果将化疗药物灌注到腹腔，化疗药物就可以直接作用于腹腔内的肿瘤，或通过腹膜吸收药物。腹腔化疗可以通过腹腔穿刺或留置腹腔管施行。

（4）口服化疗：有些化疗药物有口服剂型，如足叶乙苷（VP-16）胶囊，可以通过口服给药。但大多数化疗药物不能口服，并且，如果患者出现了肠梗阻，也不能口服给药。

口服化疗的给药天数通常是多天的，患者可以带药回家服用，静脉化疗需要在医院门诊进行，而动脉化疗和腹腔化疗通常需要住院进行。

无论是否住院，接受化疗时都要密切观察化疗的副作用，及时就医处理，谨遵医嘱。

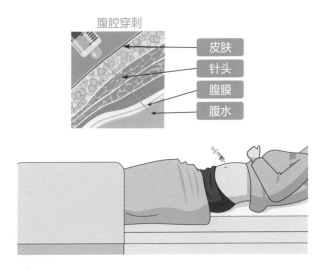

腹腔穿刺

皮肤
针头
腹膜
腹水

54. 卵巢癌患者应该在手术前还是手术后进行化疗？

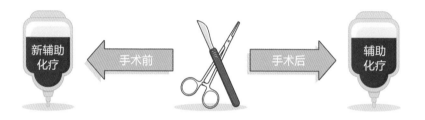

卵巢癌患者在手术前后都有可能需要接受化疗。手术前的化疗称为新辅助化疗，在手术后进行的化疗称为辅助化疗。主要由妇科肿瘤医生根据患者的病情，如年龄、肿瘤分期、病理类型、有无大量腹水、有无合并严重的其他内科疾病，以及结合影像学检查和肿瘤标志物检测结果等综合判断，决定是直接手术，还是先进行新辅助化疗后再手术。

55. 化疗前要做哪些检查、哪些准备？

　　化疗前一般要抽血检查血常规和肝肾功能，要做心电图和/或心功能检查，以评估患者是否可耐受化疗。另外，化疗前还要检查肿瘤情况，进行肿瘤标志物检查及影像学检查。通常化疗2~3个疗程后，需要复查肿瘤标志物及影像学检查，评估化疗的效果。

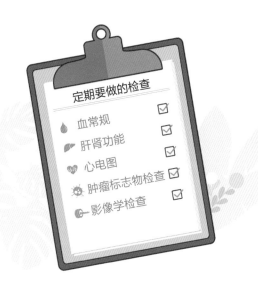

定期要做的检查

- 🩸 血常规 ☑
- 🍃 肝肾功能 ☑
- 💜 心电图 ☑
- 🦠 肿瘤标志物检查 ☑
- 影像学检查 ☑

56. 卵巢癌的标准化疗药物是什么？

目前，卵巢癌最常用的标准化疗方案是：紫杉醇加上铂类药物的联合静脉化疗。根据现有的循证医学证据及国内外权威临床指南，初治卵巢癌标准的化疗药物应首选普通紫杉醇加上卡铂或顺铂的联合静脉化疗。患者因一些情况不能使用紫杉醇时（如严重的糖尿病），可选择多西紫杉醇；不能使用卡铂时可选择顺铂。腹腔化疗的药物首选顺铂。

卵巢癌复发以后可选择的化疗药物种类较多，医生需要详细细致地了解病情和既往化疗的药物，以及毒副作用情况，根据患者的具体情况，给出个体化的治疗方案。

需要注意的是，并不是价格越贵的药物就越好，而是要选择最合适的最规范的药物。

57. 国产药和进口药的疗效和副作用有差别吗?

　　同一种化疗药物可能有进口药和国产药之分(如进口紫杉醇和国产紫杉醇)。对于化学药物,进口药物与国产药物的化学成分和结构是相同的,只是生产厂家不同。价格上,进口药物通常比国产药物贵,且有些不在医保范围,需要自费。由于没有对进口药物与国产药物进行头对头比较的临床研究,很难准确评价其治疗效果和副作用方面的差别。

58. 什么是化疗的疗程？一个疗程需要几天？

化疗用药时间并不是按照次数或天数来计算的，而是按照疗程（或周期）来计算。不同的化疗方案，每个疗程的天数不同，一般用药时间在1~5天左右。有些药物需每周使用1次，连续3周才能称为一个疗程（周疗）。

卵巢癌最常用的紫杉醇联合卡铂方案，只需给药1天便可完成一个疗程的化疗。

化疗是间歇进行的，在上一个疗程和下一个疗程之间，需要有足够的间隔时间。常见的间隔时间是2~4周。一般1~2个疗程之后，医生会做体格检查和一些其他检查，以评估化疗的疗效。

化疗过程中，除了使用化疗药物外，还需要使用一些辅助药物，如止呕、预防过敏、解毒、利尿等药物，也可能需要输注较大量的液体。

59. 卵巢癌化疗的疗程数如何确定?

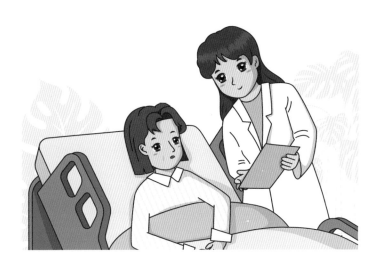

对初治的卵巢癌患者，手术后医生会告知患者具体的化疗疗程数。晚期患者一般需要6~8个疗程的化疗（其中可包括新辅助化疗3~4个疗程），而早期患者的疗程数为3~6个，具体的疗程数需要由医生根据每个患者的具体情况决定。

而对复发的卵巢癌患者，则难以确定疗程数，要"一边治一边看"，一般2~3个疗程评估一次疗效，疗效好可能继续原方案化疗，疗效不好则需要改变治疗方案。

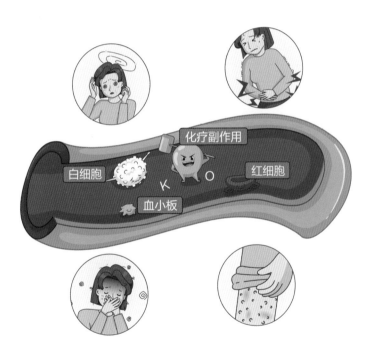

化疗的副作用主要包括：

（1）**骨髓抑制**：骨髓抑制是最常见的化疗毒副作用，但骨髓抑制时患者通常没有自觉不适，需要警惕。其表现为抽血化验检查的"血常规"中白细胞、中性粒细胞、血红蛋白、血小板等指标下降。严重的白细胞、中性粒细胞的下降易致感染，血红蛋白下降会导致不同程度的贫血，严重的血小板下降会出现皮肤出血点或瘀斑，甚至导致内脏器官的大出血。

出现骨髓抑制后，不仅影响后续化疗的顺利进行，严重时甚至会危及患者生命。骨髓抑制一般不会出现任何预警症状，因此，患者及家属需要密切关注血常规的变化。每次化疗后，一般都需要每3天复查一次血常规，当出现血常规异常时，应及时就诊，咨询医生是否需要进行升白细胞或升血小板，或者输血等治疗。中重度的骨髓抑制（例如白细胞总数低于 2×10^9/L）需要及时处理。**同时也要注意防止过度处理**，因为轻中度的骨髓抑制在大多数情况下不需要处理，且多数患者都能自动缓解恢复正常，使用过多的升白细胞药物和升血小板药物对患者并无好处。

（2）**恶心、呕吐**：恶心、呕吐是患者化疗时主观感受最强烈的一个毒副作用，甚至严重到使患者因此而拒绝化疗。目前已有各种强止呕药物，使用后可以达到完全止吐不呕的效果。因此，患者不要因惧怕呕吐而抗拒化疗。

需要注意的是，止呕药物无论是静脉还是口服，都有可能引起便秘，可适当使用轻泻剂，如乳果糖等。

（3）**腹泻**：有些化疗药物可能会导致腹泻，必要时要中止化疗。此时应对症使用止泻药物，注意腹泻可能导致水电解质紊乱，要及时就医补充液体和电解质。

（4）**脱发**：大多数化疗药物都会引起脱发，对此无需特殊处理。对于女性来说，脱发对美观和心理的影响较大，可能难以接受。但是，化疗结束后一段时间，头发就会逐渐恢复生长，无需过度担心脱发问题，在化疗期间可佩戴假发或帽子，不失为爱美女士的选择。

（5）**过敏反应**：有些化疗药物，如卵巢癌常用的紫杉醇或铂类，可能在使用的过程中或使用后发生过敏反应。有些患者出现过敏反应并不是在第一次化疗时，而是在化疗数疗程之后才出现过敏反应，如使用卡铂化疗。所以，即使已经接受过化疗，也不能掉以轻心。

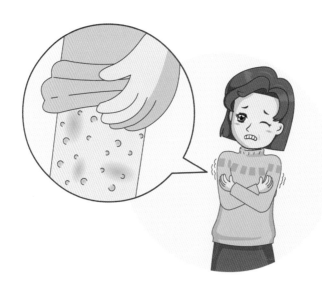

过敏反应轻者表现为面部潮红、皮肤红疹、瘙痒，重则胸闷、呼吸困难，甚至出现过敏性休克。因此，在静脉滴注紫杉醇这类易过敏的药物前，医生都会预先进行抗过敏处理。患者在滴注化疗药物时，应注意自身反应，要有家人陪同，有不适时应及时向医生反映。轻微的过敏反应，口服抗过敏药物即可；严重的过敏反应，则需及时抢救。

（6）肝、肾功能损害：化疗药物是细胞毒药物，对身体各个重要器官都会产生一定的影响和损害。由于药物多数是在肝脏代谢和经肾脏排泄，可能比较容易造成肝肾功能的损害。轻中度的肝肾功能损害，可能无明显症状，只有在抽血检查肝肾功能时才会发现；较严重时患者会出现食欲下降、恶心，甚至黄疸、少尿等表现，有时容易与化疗引起的消化道症状相混淆。当出现肝肾功能损害时，需要及时看医生进行处理，以免影响下一疗程的化疗或出现不可逆的严重损害。

（7）**心脏毒性**：使用化疗药物可能会产生心脏毒性，导致心律失常等问题，患者可出现心慌、心悸等症状。因此，每个疗程化疗前，除了检查血常规和肝肾功能，还需要检查心电图。

（8）**神经毒性**：紫杉醇、顺铂等化疗药物有比较明显的神经毒性，可能会损害末梢神经，使患者产生手脚麻木等症状。一般无需特殊处理，患者在日常生活中要注意少触碰凉水等。严重时需要停药或更换化疗药物。营养神经的药物对缓解神经毒性的症状作用有限。

（9）**皮肤色素沉着**：一些化疗药物（如脂质体阿霉素），还可能使患者皮肤变黑，特别是手足部。这种表现会随着化疗的结束而逐渐好转，无需特殊处理。

（10）**口腔溃疡、手足综合征**：某些化疗药物可能引起口腔溃疡，手足部皮肤红肿、起疱、脱皮，严重者甚至全身皮肤都可能出现溃烂。出现口腔溃疡时，需要注意口腔卫生，可使用漱口水清洁口腔。对严重的手足综合征并无特效药物，必须停用化疗药物，对症处理皮肤问题。

（11）**静脉炎**：有些化疗药物对输注的静脉刺激较大，从四肢小静脉输入可能容易导致静脉炎的发生。可以在使用这些化疗药物前，先进行深静脉置管（如PICC管或输液港），经静脉导管输注化疗药物，就可以保护四肢的浅静脉，防止静脉炎的发生。提前预防十分重要，预防是最好的方法。对已经发生的静脉炎，可咨询医生使用一些外用药膏涂抹患处，如多磺酸黏多糖乳膏。也可以到皮肤科就诊，进行激光治疗等。

（12）**疲乏不适感**：无论使用何种化疗药，不少患者都会感到全身乏力或不适，这是化疗常见的副作用。化疗期间要注意多休息和营养摄入，化疗结束后这种症状多能消失，恢复体能，无需过分担心。

61. 化疗期间要注意什么？该如何配合医生？

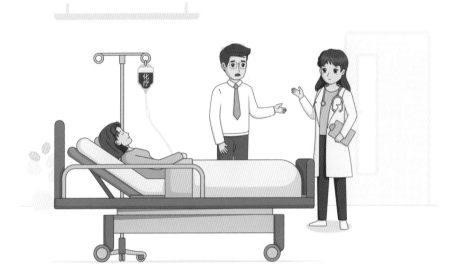

癌症患者在化疗时，最好有家人陪同，以便及时发现患者的不良反应。有些化疗药物如紫杉醇在输注时还可能需要进行心电监护，一旦患者出现特殊不适或心电监护异常时，家人可立即告知医生或护士。

　　每个疗程化疗后，患者要定期进行血常规检查，血常规检查是为了监测是否出现骨髓抑制的情况。再次强调一下，骨髓抑制可能不会产生任何症状，一旦出现症状可能已经很严重了。所以，必须对血常规进行监测，每3天复查1次血常规，及时到门诊就诊，请医生解读检验报告，否则骨髓抑制程度太重会给患者带来生命危险。

　　此外，如果患者出现每日频繁多次的恶心、呕吐，进食很少，可能会造成身体"脱水"，也应及时去医院就诊，进行补液治疗。总之，出现严重的不良反应时，应及时就医。

62. 化疗期间需要特殊饮食吗？

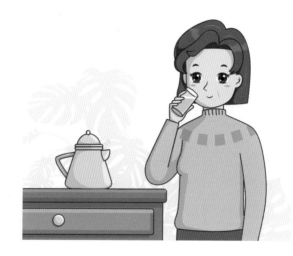

　　化疗期间，由于患者往往会出现食欲下降、恶心、呕吐的情况，应注意给予患者富含营养和清淡可口的食物。止吐药可能会导致便秘，除了药物治疗，饮食调节同样重要。

　　化疗期间包括化疗后，患者应多饮水，多排尿，促进药物排泄，有利于减轻肝肾器官的负担。

63. 化疗期间可以上班吗？可以从事哪些活动？

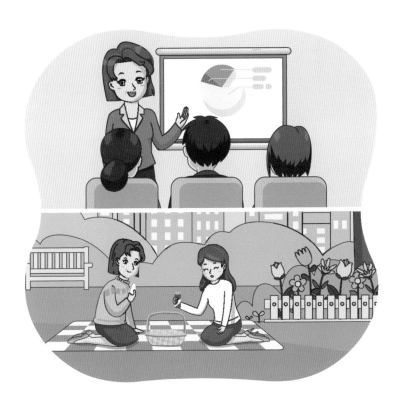

身体对化疗的反应因人而异，所以，在化疗期间，可耐受的活动强度每位患者都不同。如果上班工作的劳动强度较小，对化疗的副反应也不大，可以考虑在化疗间期上班，在家也可以做一些轻体力的家务活。

　　患者应根据每个疗程化疗需要的时间，合理安排休息时间。当感到疲劳或身体不适时，要及时停下手头工作，进行休息和及时就医。

　　具体可以进行或从事什么样的工作或活动，还要听从主管医生的建议和指导。

卵巢癌的靶向治疗

靶向治疗是近年来发展很快的新型抗肿瘤治疗，主要是对癌症发生发展过程中的重要"靶点"进行"攻击"，从而杀伤癌细胞。靶向药物和化疗药物一样，分为静脉用药和口服用药，也同样存在副作用。靶向药物通常比化疗药物昂贵。

64. 什么是靶向药物？与化疗药物有什么区别？

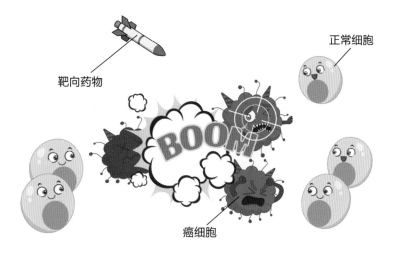

靶向药物

正常细胞

癌细胞

简单地说，靶向药物就像定位导弹一样，精准作用于肿瘤发生、发展过程中起关键作用的分子靶点，从而特异性地抑制肿瘤细胞的增殖和侵袭，杀伤肿瘤细胞。

靶向药物和传统化疗药物主要有以下几个方面的不同：

（1）**作用机制**：靶向药物作用于肿瘤细胞发生发展过程中特定的分子靶标（通常特别是基因变异）。化疗药物则是细胞毒药物，不仅对肿瘤细胞有作用，对正常细胞也有杀伤作用。

（2）**疗效与靶点有关**：靶向治疗的前提是肿瘤存在该药物作用的靶点（如某个基因突变）。因此，需要在治疗前通过基因检测或病理免疫组化检查等方法检测肿瘤或血液中有无相应靶点，靶向药物对肿瘤有相应靶点的患者才可能有显著疗效。

（3）**毒副作用**：一般来说，与传统化疗药物相比，靶向药物的副作用较轻。如靶向药物引起的骨髓抑制、恶心、呕吐、脱发等副作用通常较轻。然而，靶向药物也有一些特殊的毒副作用，如引起皮疹、高血压、蛋白尿、组织修复不良、疲乏、免疫相关性肺炎等，有些副作用可以很严重，甚至危及生命。并且，这些严重的毒副作用一旦出现，可能进展很迅速，给救治带来困难，但发生率较低。认为靶向药物没有副作用或副作用很小的观点是不正确的。

65. 目前可用于卵巢癌治疗的靶向药物有哪些？

目前，被批准用于卵巢癌的靶向药物主要包括以下两大类：

（1）**抗血管生成药物**：贝伐珠单抗等。

（2）PARP抑制剂：奥拉帕利、尼拉帕利、卢卡帕利、帕米帕利、氟唑帕利等。

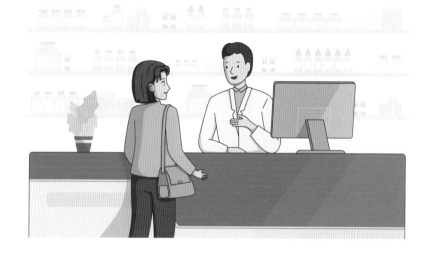

66. 哪些卵巢癌患者适合用靶向药物？在什么时候用？

早期卵巢癌患者通常不需要用靶向药物。以下情况卵巢癌患者会用到靶向药物：

（1）**维持治疗**：晚期或复发卵巢癌患者经过（手术和化疗）治疗以后，达到治愈或缓解状态，为了延缓或减少复发，可以采用靶向药物作为维持治疗。

（2）**复发的治疗**：卵巢癌患者在复发后，也可能适合使用靶向药物作为后线治疗药物。此时，抗血管生成靶向药物可与化疗等药物联合使用，PARP抑制剂一般不与化疗药物联合使用，可与抗血管药物联合使用。

67. 卵巢癌患者使用靶向药物前需要做什么检查?

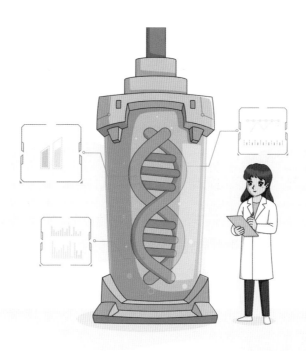

使用抗血管生成药物贝伐珠单抗前，可以不用进行基因检测。除此以外，使用其他靶向药物都是以基因检测为前提的。

卵巢癌患者在使用PARP抑制剂前，要进行 *BRCA* 基因或同源重组缺陷（HRD）状态的检测。因为PARP抑制剂的疗效与 *BRCA* 是否突变和HRD状态密切相关，当患者有 *BRCA* 突变或HRD阳性时，使用PARP抑制剂有效或疗效好的可能性大，性价比高。

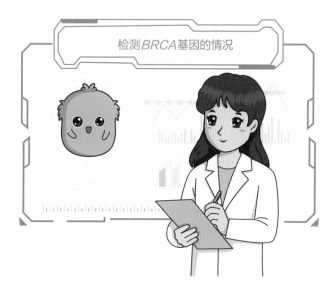

检测*BRCA*基因的情况

人体每天产生的DNA损伤数多到数以万计，其中一种为DNA双链断裂。严重的DNA损伤会导致细胞异常。好在人体有精密、复杂且高效的DNA修复系统，这就是同源重组修复（HRR），是一种高效的DNA双链修复方式。

　　前文（问题15~18）已经详细阐述了 BRCA 基因及其检测的意义。BRCA1/BRCA2 是两种具有抑制恶性肿瘤发生的"抑癌基因"，在DNA损伤修复、维持细胞正常生长方面有重要作用。当该基因发生致病性突变时，就会增加罹患卵巢癌或其他癌症的风险。检测 BRCA 基因最重要的内容就是要看有没有突变，以及这个突变会不会致病，需不需要去干预。根据致病风险程度，可将检测结果分为良性、可能良性、意义未明、可能致病性和致病性5类。"可能致病性"和"致病性"突变被认为是有临床意义的致病性突变，有这两类突变的女性罹患卵巢癌、乳腺癌等癌症的风险明显升高。

69. 什么是HRD检测？

HRD是"homologous recombination deficiency"的缩写，中文是"同源重组修复缺陷"。

肿瘤细胞依赖DNA单链修复和DNA双链修复（包括同源重组修复）等途径来保证其细胞基因组的稳定。我们已经知道同源重组修复（HRR）是常见而高效的一种DNA双链修复方式，但在多种癌症细胞中这一修复通路存在缺陷，即同源重组修复缺陷（HRD），卵巢癌中HRD的阳性率约为50%。

BRCA1/BRCA2 突变是导致HRD的最重要的原因之一，也就是说有*BRCA1/BRCA2* 突变一定是HRD阳性，但HRD阳性不一定有*BRCA1/BRCA2* 突变，其他原因（例如同源重组修复通路上其他基因的突变、启动子甲基化等）也可能造成HRD阳性。但无论是*BRCA1/BRCA2* 突变还是其他原因造成的HRD，都将导致DNA双链修复通路

受阻。在此基础上使用PARP抑制剂药物会进一步导致另一条修复途径——DNA单链修复也无法实现，就能通过"合成致死效应"引起肿瘤细胞的死亡。

70. 为什么做HRD检测？

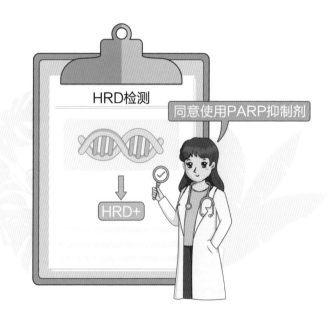

与检测 *BRCA1/BRCA2* 基因突变一样，HRD 的检测也可用来预估卵巢癌患者使用 PARP 抑制剂的获益程度，可作为 PARP 抑制剂疗效预测的指标。无论是 *BRCA1/BRCA2* 基因突变还是 HRD 阳性的卵巢癌患者，都可能从 PARP 抑制剂药物获益。卵巢癌患者中 *BRCA1/BRCA2* 基因突变的概率仅为 20%~30%，但 HRD 阳性的概率可达到 50%。因此，对于卵巢癌患者来说，检测 HRD 比只检测 *BRCA* 基因突变扩大了 PARP 抑制剂的适用性。如果卵巢癌患者没有检出 *BRCA* 基因突变，可再进行 HRD 检测。HRD 阳性的患者，还是有可能从 PARP 抑制剂中获益的。

然而，目前对 HRD 的检测尚缺乏成熟公认的方法，而 *BRCA* 基因检测的方法成熟而准确。

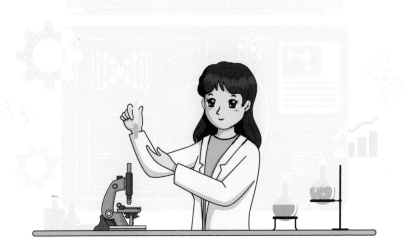

目前获得美国食品药品管理局（FDA）批准用于临床的HRD检测产品只有两个，在国内尚不可及：

（1）Myriad myChoice CDx：通过检测肿瘤组织样本中基因组杂合性缺失（LOH）与体细胞*BRCA1/BRCA2*基因情况，来评估卵巢癌的HRD状态。此检测产品暂未在国内上市。

（2）FoundationOne CDx：HRD评估包括了*BRCA1/BRCA2*基因检测及基因不稳定状态分析。其中基因不稳定状态分析既包括基因组杂合性缺失（LOH），还包含端粒等位基因失平衡（TAI）和大片段迁移（LST）。

目前，国内还没有任何一款HRD检测试剂盒获得国家食品药品监督管理局（NMRA）的批准，HDR检测的标准化还在推进中。

72. 什么是PARP抑制剂？

　　PARP（poly ADP-ribose polymerase）是一种DNA修复酶，参与了细胞中DNA单链修复过程。所以，PARP抑制剂能够抑制肿瘤细胞中DNA单链损伤的修复过程，如果肿瘤细胞本身存在同源重组修复缺陷，使得DNA双链损伤也无法修复，则PARP抑制剂和同源重组修复缺陷会对肿瘤细胞产生合成致死的作用。这就是PARP抑制剂治疗肿瘤的原理。

Question

73. 目前已上市的 PARP 抑制剂有哪些?

目前已上市的PARP抑制剂见表2。

表2 目前国内已上市的PARP抑制剂

药物 通用名	适应证	纳入医保政策
奥拉帕利	初治及复发治疗后的维持治疗	1. *BRCA* 突变晚期卵巢癌的一线维持治疗 2. 铂敏感复发卵巢癌治疗后的维持治疗
尼拉帕利	初治及复发治疗后的维持治疗	1. 晚期卵巢癌的一线维持治疗（无论有无*BRCA*突变） 2. 铂敏感复发卵巢癌治疗后的维持治疗
帕米帕利	复发后的后线治疗	既往经过二线及以上化疗并伴有胚系*BRCA*突变的复发卵巢癌的治疗
氟唑帕利	复发后的治疗及维持治疗	1. 既往经过二线及以上化疗并伴有胚系*BRCA*突变的铂敏感复发卵巢癌的治疗 2. 铂敏感复发卵巢癌治疗后的维持治疗

74. 哪些卵巢癌患者可考虑用PARP 抑制剂？需要用多长时间？

一是，晚期卵巢癌患者经过综合治疗（手术和/或化疗）后，达到临床治愈或缓解状态，且有 *BRCA* 基因突变或 HRD 阳性，可考虑使用 PARP 抑制剂进行维持治疗。一般需服用 2 年，或服用至肿瘤复发或进展，或至毒性不可耐受。多数晚期卵巢癌会在治疗后 2~3 年左右复发。

二是，铂敏感复发卵巢癌（含铂化疗结束至复发的间隔时间超过 6 个月）患者经过治疗后，再次达到临床治愈或缓解状态，无论是否有 *BRCA* 基因突变或 HRD 阳性，都可考虑使用 PARP 抑制剂进行二线维持治疗。通常持续服用至肿瘤再次复发或进展。大多数复发卵巢癌患者会遭遇再次复发，服用 PARP 抑制剂维持治疗可能减少再次复发的概率或延缓复发。

三是，复发卵巢癌（无论是铂敏感还是铂耐药）患者在多次治疗失败后，也可考虑使用 PARP 抑制剂进行

"去化疗"的治疗（不是维持治疗），但一般需要先检测*BRCA*基因和HRD状态，有*BRCA*突变和HRD阳性的患者适合用PARP抑制剂治疗。

对于无*BRCA*突变和HRD阴性的复发卵巢癌患者，是否可以使用PARP抑制剂治疗，特别是与抗血管生成药物或其他靶向药物联合应用，正在探索中。而对于以往已经用过PARP抑制剂的患者，复发后能否再次使用PARP抑制剂，能否获益，目前也尚无定论。

75. PARP 抑制剂的毒副作用有哪些？如何应对？

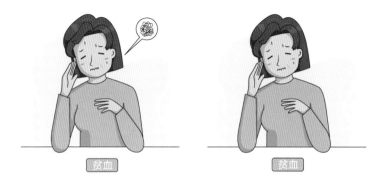

贫血　　　　　　　　贫血

　　PARP 抑制剂的毒副作用包括血液学毒性（白细胞计数降低、血小板计数降低、贫血等）、胃肠道反应（恶心、呕吐等），以及疲乏；还可能出现神经系统毒性（失眠等）、心血管毒性及其他少见毒性［急性髓系白血病（AML）/骨髓增生异常综合征（MDS）］等。

（1）血液学毒性

1）贫血：是最常见的不良反应。轻度贫血可以通过加强营养或口服补血药物可能改善，重度贫血则需要输血，并调整 PARP 抑制剂的剂量或暂时停药。

2）血小板减少：轻度血小板减少可观察并继续使用 PARP 抑制剂，重度血小板减少则需要升血小板治疗，甚至输血小板并调整 PARP 抑制剂的剂量或暂时停药。

3）中性粒细胞/白细胞减少：轻度中性粒细胞/白细胞减少可观察并继续使用 PARP 抑制剂，重度中性粒细胞/白细胞减少则需要升白治疗（注射粒细胞因子等提升白细胞的药物，俗称"打升白针"），并调整 PARP 抑制剂的剂量或暂时停药。

（2）胃肠道反应

1）恶心、呕吐：是最常见的胃肠道反应。一般无需治疗，可注意调整饮食。严重时可使用止呕药物，一般无需调整 PARP 抑制剂的剂量或停药。

2）腹泻：可通过补充水分、输液、口服止泻药来治疗，如果腹泻时间过长，可能需要中断或减少 PARP 抑制剂剂量。

3）便秘：可使用乳果糖或开塞露等改善症状，若便秘时间过长，建议减少 PARP 抑制剂使用剂量，待症状缓解后继续用PARP抑制剂治疗。

（3）**疲乏**：可通过适当锻炼、按摩、休息等来缓解疲劳。一般随着使用时间延长，疲劳症状会逐渐改善。

（4）**神经系统毒性**：发生率较低，主要表现为失眠和头痛，可通过口服安眠药、止痛药进行对症处理。

（5）**心血管毒性**：主要表现为血压升高和心悸，大多较轻微，通常发生在治疗的早期，通过对症处理或剂量调整后，绝大部分患者都可继续使用PARP抑制剂治疗。

（6）**其他少见毒性**：PARP抑制剂的使用可能诱发严重的急性髓系白血病（AML）/骨髓增生异常综合征（MDS）主要表现为贫血、出血、骨痛、疲劳、发热等，外周血常规检查见血细胞的异常增加或减少。需要做骨髓穿刺检查协助诊断。虽然PARP抑制剂导致的AML/MDS发生率仅约1%，但需高度重视，如确诊AML/MDS应立即停药，进行治疗。

76. 什么是抗血管生成药物？

在恶性肿瘤的发生发展过程中，肿瘤新生血管的形成起着至关重要的作用。通俗地说，肿瘤血管的形成是供给肿瘤生长的营养保证。抗血管生成药物就是通过抑制肿瘤血管的生成，干扰肿瘤的血液营养供应，从而达到"饿死"肿瘤的目的。

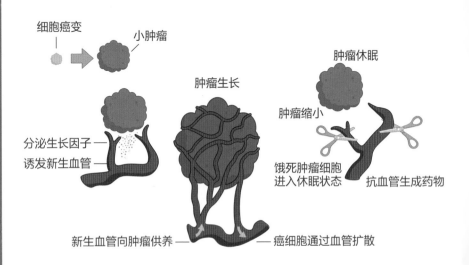

细胞癌变　小肿瘤　肿瘤生长　肿瘤休眠　肿瘤缩小　分泌生长因子　诱发新生血管　饿死肿瘤细胞进入休眠状态　抗血管生成药物　新生血管向肿瘤供养　癌细胞通过血管扩散

77. 目前可用于卵巢癌的抗血管生成药物有哪些?

目前，国际指南中推荐可用于卵巢癌的抗血管生成药物为贝伐珠单抗，多个厂家生产的贝伐珠单抗，以及贝伐珠单抗类似物均已经在国内上市。目前在中国贝伐珠单抗获批的卵巢癌的适应证为联合化疗用于晚期卵巢患者一线治疗，但尚未纳入我国医保，目前仍需自费使用。

78. 哪些卵巢癌患者可以用贝伐珠单抗？需要用多长时间？

一是晚期卵巢癌患者术后，可在化疗时联合贝伐珠单抗进行辅助治疗，特别是那些Ⅳ期，和/或不满意减瘤术后的患者，一般在术后6周左右开始加用贝伐珠单抗，与化疗同时用。

二是晚期或复发卵巢癌的患者，经过联合贝伐珠单抗的化疗，达到治愈或缓解状态后，特别是那些没有 BRCA 基因突变或 HRD 阴性的患者，可考虑使用贝伐珠单抗作为维持治疗。通常在化疗期间就要联合贝伐珠单抗，化疗结束后继续使用贝伐珠单抗1年，或至肿瘤进展。

三是复发卵巢癌患者在后线治疗时，可考虑用贝伐珠单抗联合化疗治疗，使用时间需要根据疗效、毒副作用等综合考虑，个体化而定。

79. 贝伐珠单抗的毒副作用有哪些？如何应对？

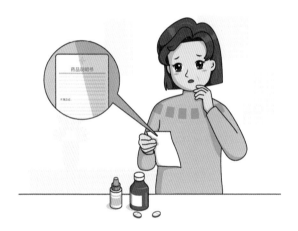

贝伐珠单抗特有的毒副作用包括：高血压、蛋白尿、肠穿孔、血栓形成、手足综合征等。使用贝伐珠单抗期间需要注意上述毒副作用的观察监测，出现上述毒性作用时需要在医生指导下进行处理，必要时减量或暂停用药。

（1）**高血压、蛋白尿**：用药期间需要监测血压、肾功能、尿常规，根据高血压程度使用降血压药物，或暂停贝伐珠单抗治疗。

（2）**肠穿孔、血栓形成**：肠穿孔通常表现为急性腹痛，可伴有发热。血栓的表现取决于栓子形成的部位，如下肢肿痛、胸闷等。需要去医院急诊处理，必要时需手术干预。

（3）**手掌、脚掌脱皮**：在医生指导下外用尿囊素软膏，比较严重时需要暂停用药。

80. 卵巢癌患者使用靶向药物治疗需要什么条件?

（1）根据病情、肿瘤治疗的阶段，在医生的建议下使用靶向药物。

（2）根据基因检测结果，发现存在适用某种靶向药物的基因突变或靶点。

（3）适合的药物已经上市，可以购买，经济上也可负担。

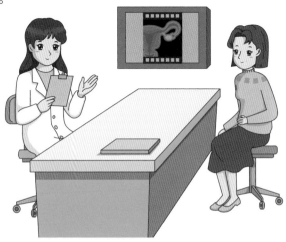

81. 使用靶向药物期间要注意什么？

靶向药物治疗期间需要密切关注副作用，不能认为靶向药物副作用小，甚至以为靶向药物没有副作用而掉以轻心。

（1）使用抗血管生成药物

1）血压监测：建议家里备家用血压计，每日早晚监测血压。如果血压高于正常范围或者明显升高（≥150/95mmHg），需要及时就诊或咨询医生，必要时口服降压药物或调整抗血管生成药物的剂量。

2）肾功能监测：个人关注排尿情况，特别是尿量。如果尿中泡沫增多，可能是蛋白尿导致的，必要时进行尿常规、肾功能检测，在医生指导下进行处理。

3）如果腹部或肢体突然出现疼痛，需要警惕肠穿孔或血栓可能，必要时立即至急诊科就医。

（2）**使用PARP抑制剂：**定期检查血常规，在开始治疗的前2个月，至少每周复查一次血常规。如果出现骨髓抑制，应在主诊医生指导下进行处理，必要时调整PARP抑制剂的剂量，或者暂停PARP抑制剂的治疗。当剂量调整稳定，且血象也稳定之后，每月也要复查一次血常规和生化指标。

靶向药物治疗期间，还需要关注肿瘤情况，在医生指导下定期进行肿瘤标志物、B超、CT等检查，评估疗效，根据肿瘤反应情况进行治疗方案的调整。

十一

卵巢癌的免疫治疗

免疫治疗也是一种新型的治疗方式，免疫治疗药物可促进患者自身的免疫系统杀灭肿瘤。目前的临床研究显示，免疫治疗在多种肿瘤治疗中具有一定的应用前景，但是对卵巢癌的治疗作用有限。

82. 什么是免疫治疗？

有个形象的比喻——"癌细胞是披着羊皮的狼"，免疫疗法主要是帮助"拨开羊皮"，重新唤起身体免疫系统识别和攻击癌细胞。

免疫治疗方法包括：免疫检查点抑制剂、肿瘤疫苗、过继性细胞免疫疗法等。目前，免疫检查点抑制剂的应用最广泛，包括PD-1抗体、PD-L1抗体、CTLA-4抗体等。

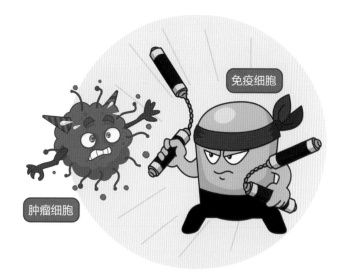

83. 目前批准临床应用的免疫治疗方法有哪些?

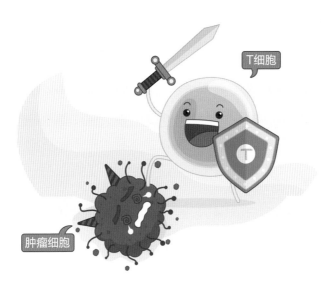

（1）**免疫检查点抑制剂**：包括PD-1抗体、PD-L1抗体及CTLA-4抗体。

（2）**过继性细胞免疫疗法**：是将体内有抗肿瘤活性的免疫细胞分离出来，在体外进行修饰、扩增、培养，然后再回输到患者体内，起到杀伤肿瘤的效果。该疗法的经典代表是嵌合抗原受体T细胞（CAR-T）疗法，CAR-T疗法也是目前唯一获批上市用于治疗血液系统肿瘤的过继性细胞疗法。需要注意的是，对于卵巢癌，过继性细胞免疫治疗仍在临床研究阶段，不能应用于研究以外的临床治疗。

84. 什么是免疫检查点抑制剂？

　　免疫检查点是免疫系统中起抑制作用的调节分子，这类分子表达于免疫细胞上，可以抑制免疫细胞的功能。如淋巴细胞表面的程序性死亡受体1（program death-1，PD-1）与肿瘤细胞表达的相应配体PD-L1结合，或是淋巴细胞表面的CTLA-4受体与它的配体结合后，抑制淋巴细胞，使机体无法产生有效的抗肿瘤免疫应答，肿瘤形成免疫逃逸。也就是说肿瘤细胞可以通过免疫检查点的作用逃避免疫系统的攻击。

　　免疫检查点抑制剂是针对这些免疫检查点研发的一些单抗类药物（PD-1抗体、PD-L1抗体，CTLA-4抗体），可以阻断免疫检查点对机体免疫细胞的抑制作用，唤醒机体的免疫细胞去攻击、杀伤肿瘤细胞。

Question

85. 目前已获批上市的免疫检查点抑制剂有哪些？

目前已获批上市的免疫检查点抑制剂见表3。

表3 FDA和/或国家食品药品监督管理局（NMPA）批准上市的免疫检查点抑制剂

免疫检查点抑制剂类型	英文通用名	中文通用名	国内是否上市
PD-1抗体	pembrolizumab	帕博利珠单抗	是
	nivolumab	纳武利尤单抗	是
	cemiplimab	西米普利单抗	否
	dostarlimab-gxly	多塔利单抗	否
	toripalimab（国产）	特瑞普利单抗	是
	sintilimab（国产）	信迪利单抗	是
	camrelizumab（国产）	卡瑞利珠单抗	是
	tislelizumab（国产）	替雷利珠单抗	是
	penpulimab（国产）	派安普利单抗	是
	zimberelimab（国产）	赛帕利单抗	是
PD-L1抗体	atezolizumab	阿替利珠单抗	是
	durvalumab	德瓦鲁单抗	是
	avelumab	阿维鲁单抗	否
CTLA-4抗体	ipilimumab	伊匹单抗或伊匹木单抗	是

86. 卵巢癌免疫治疗的疗效如何？

目前，用免疫检查点抑制剂治疗卵巢癌的临床试验中，大多数为 II 期临床研究，病例数少，有效率并不高，特别是单药治疗效果不佳。有两项 III 期随机对照研究，发现在卵巢癌一线初始治疗中加入免疫检查点抑制剂，与不加免疫治疗相比较并无生存获益。免疫检查点抑制剂联合其他药物（靶向药、化疗药）用于卵巢癌复发后的治疗可能有一定疗效。

87. 卵巢癌患者在什么情况下可以考虑用免疫检查点抑制剂治疗？需要用多长时间？

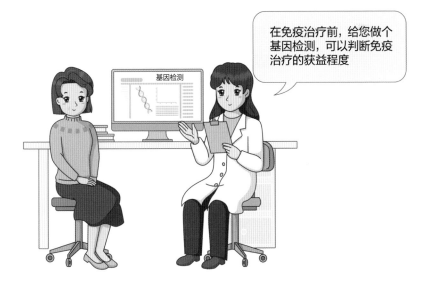

　　目前，免疫治疗在卵巢癌的应用，多数药物还处于临床研究阶段。已有的临床研究结果显示：PD-1/PD-L1抗体在卵巢癌的作用有限。不过，对于多种方案治疗失败的复发性卵巢癌患者，如果基因检测提示有免疫治疗相关的指标表达，如PD-L1阳性、肿瘤突变负荷高（TMB-H）或微卫星不稳定（MSI），提示免疫治疗可能有效，这种情况下考虑选用PD-1/PD-L1抗体有可能获益，使用时间视疗效和毒副作用而定。

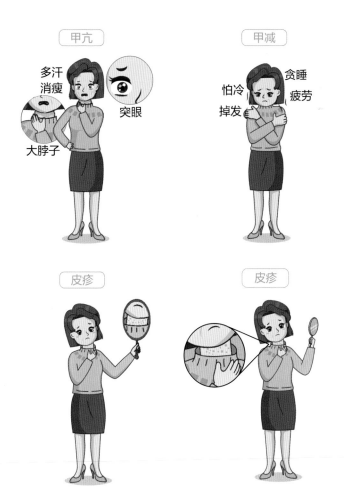

甲亢

多汗
消瘦

突眼

大脖子

甲减

贪睡
怕冷
疲劳
掉发

皮疹

皮疹

　　与传统的化疗药物相比，免疫治疗的副作用较轻。但是，免疫治疗也有独特的副作用，主要是免疫相关的副作用，严重时甚至会威胁生命，如免疫性肺炎、免疫性心肌炎、甲状腺功能亢进症（简称"甲亢"）、甲状腺功能减退症（简称"甲减"）、暴发性糖尿病、严重皮疹等。免疫相关性毒副作用虽然少见，但可能出现得很急，一旦出现也可能很严重，甚至危及生命，一定要重视，及时就诊和救治。

十二

卵巢癌的放疗

放射治疗（简称放疗）是使用放射源释放出的射线杀伤癌细胞的治疗方式，在划定的肿瘤靶区内进行照射，杀灭肿瘤细胞，属于一种局部治疗方式。放疗在卵巢癌中很少应用，因为卵巢癌很容易在腹腔内广泛播散，全腹放疗毒副作用很大。

89. 什么是放疗？卵巢癌患者能用什么方式的放疗？

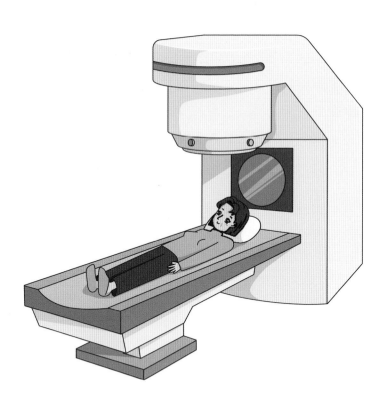

放疗俗称为"电疗"，是利用放射线杀伤肿瘤细胞，属于一种局部治疗方式。

对于卵巢癌患者，可采用的放疗方法主要包括：外照射和放射性粒子植入。外照射是指远距离的照射方式，放射源在体外；而粒子植入属于介入治疗，是将放射性粒子通过微创的方法置入在肿瘤中，粒子持续释放出射线，对肿瘤细胞进行杀伤，是一种近距离的放疗方式。

90. 卵巢癌患者什么情况下需要放疗？

卵巢癌患者适合进行放疗的情况很少，偶尔用于局灶复发的治疗。卵巢癌放疗的基本适应证要同时满足以下几点：一是病灶要小；二是病灶要少；三是多线治疗后复发。

（1）可用于脑、骨等器官转移病灶的姑息放疗，可局部控制，减轻肿瘤引起的疼痛、压迫等症状。

（2）用于阴道残端或淋巴结转移病灶的放疗，不适合进行复发后的再次手术切除，放疗可作为全身治疗的补充，或者耐药后的治疗。

总之，卵巢癌的放疗需要十分谨慎，否则可能出现较严重的并发症，并且放疗后的治疗也会更加被动。因此，临床上对卵巢癌患者是否需要放疗、是否可进行放疗、用什么方法放疗，需要进行有妇科肿瘤医生和放疗医生等多学科（MDT）参与的会诊来决定。

91. 放疗可能引起哪些毒性和并发症?

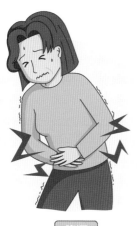

腹泻

（1）**近期毒性**：一般发生在放疗过程中和放疗结束3个月内，包括疲乏、恶心、呕吐、骨髓抑制（白细胞、血小板降低，贫血）、发热等。

（2）**远期毒性**：是指放疗结束3个月后出现的不良反应，且难以完全恢复，只能尽量缓解。盆腔放疗常见的远期毒性主要是放射性膀胱炎（表现为尿频、尿急、尿痛、血尿等）及放射性直肠炎（表现为腹痛、腹泻、里急后重、黏液便、血便等）。

Question

92. 放疗期间的注意事项有哪些？

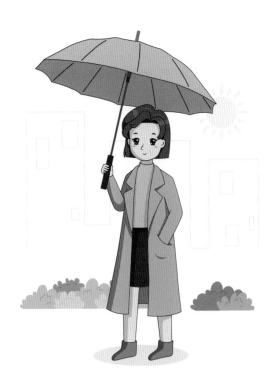

（1）**饮食调理**：短期内放疗可能对消化道功能造成影响，带来食欲缺乏、恶心等症状；需注意合理膳食，均衡营养，清淡饮食，少食多餐；多喝水，多吃易消化的食物，多吃蛋白类食物和新鲜水果；不吃刺激性食物。

（2）**皮肤护理**：放疗期间可能会出现放射性的皮肤反应，治疗部位的皮肤尽量保持清洁、干燥、防止感染。照射区皮肤应避免机械或物理刺激，如不穿化纤衣服，选用全棉、柔软的内衣；避免冷热刺激，如热敷、冷敷等，勿用肥皂擦洗；避免粘贴胶布或涂刺激性、重金属药物。放疗照射一定剂量后，皮肤可能会有灼热、瘙痒感，这时切忌搔抓，防止损伤皮肤造成感染。避免阳光直接照射，外出时可打遮阳伞，衣服不宜紧裹，应尽量敞开散热。

（3）**定期监测**：放疗也可能对骨髓功能造成影响，使白细胞、血红蛋白、血小板降低，因此需要定期监测血象，如有异常及时就诊。

（4）**防护问题**：放射性粒子植入术后的患者，需穿好防护服，防止周围的人受到辐射。

十三

卵巢癌的支持和
对症治疗

支持和对症治疗的目的是改善患者的各种不适症状和营养状态，并不直接针对肿瘤治疗。尽管直接杀灭肿瘤，对症和支持治疗还是非常有必要的，只有通过对症治疗减轻患者的痛苦、改善患者的一般状况之后，才能让患者顺利接受抗肿瘤治疗。此外，对于已处于终末期或多线治疗后耐药的卵巢癌患者，有时姑息支持治疗比积极的抗肿瘤治疗可能会让这些病人活得更久、活得更好。因为经过反复多重抗肿瘤治疗的病人，身体的一般状况和各项功能已经受到严重打击，再接受已经不敏感的抗肿瘤治疗，就会"雪上加霜"。

93. 出现腹水时一定要抽腹水吗?

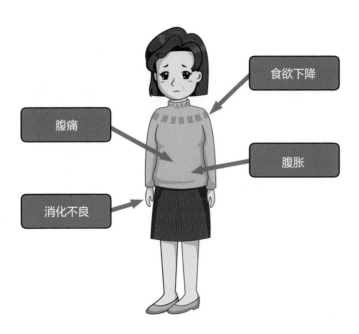

食欲下降

腹痛

腹胀

消化不良

腹水，即腹腔内积聚的液体。腹水引起的腹胀是卵巢癌患者，特别是晚期卵巢癌患者的标志性症状。少量的腹水并不会引起任何症状，但随着腹水量增加，患者会出现腹胀、腹痛、食欲下降、消化不良等症状，严重时还会导致膈肌抬高，引起呼吸困难。

放出腹水会使腹水中蛋白质流失，且在肿瘤未控制的情况下，腹水放出后还会源源不断地产生新的腹水，所以并不是一有腹水就要抽出排净。对有较多腹水的患者，医生通常会抽取少量腹水用于腹水细胞学检查（检查腹水中是否有癌细胞）。当大量腹水引起明显腹胀不适时，甚至不能平卧，或影响呼吸时，医生也会酌情在腹部留置导管，持续将腹水引流放出以缓解症状。

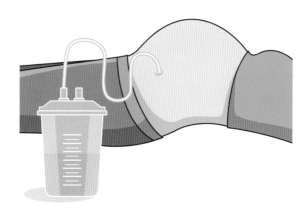

94. 出现疼痛症状时怎么办？止痛药吃多了是不是会产生依赖？

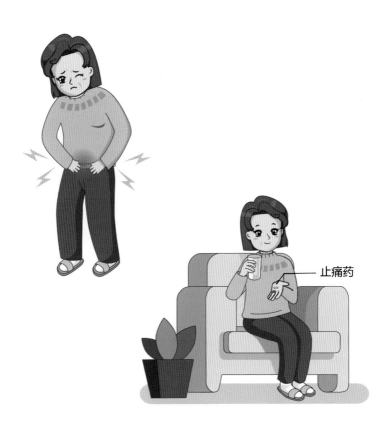

止痛药

许多卵巢癌患者在晚期可能因肿瘤压迫或侵犯周围组织和器官而出现疼痛。虽然抗肿瘤治疗会在一定程度上缓解疼痛症状，但有时仍需要配合止痛药物。止痛药物起效更快、持续时间可控、副作用可耐受，合理使用止痛药物可有效缓解患者疼痛症状，提高生活质量，增强治疗信心，用药和管理得当并不会产生依赖性。所以，疼痛无需强忍！

需要注意的是，止痛药物需要按时服用，而不是等到疼痛才用。使用止痛药物的级别、每次的剂量及使用的间隔时间都可以根据止痛效果来调整，直到能够维持患者的无痛状态。

95. 吃中药可以治疗卵巢癌吗？

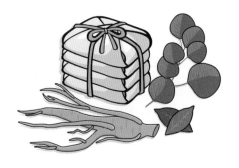

中药并没有明确的抗肿瘤效果，除非是一些掺杂了化疗药物的非正规中药。卵巢癌的治疗主要靠手术和化疗，中药只能起调理作用，例如癌症患者食欲不佳时可以应用通过中医中药调节。

需要特别注意的几点：①不能用吃中药代替正规的抗肿瘤治疗（如手术和化疗），现实中太多患者因此延误了病情，使本可治愈的肿瘤变成晚期，甚至病情恶化到完全丧失了治疗机会和条件（如肿瘤进展导致肝肾功能衰竭）。②必须至正规的中医院治疗。③中药也有副作用，主要是肝肾功能的损害，以及可能对胃肠功能的影响。由于化疗也有上述副作用，在化疗期间使用中药有可能出现毒副作用的叠加，影响化疗按时按量地进行。也可能因为药物之间的相互作用，影响化疗的疗效。

96. 卵巢癌患者如何进行情绪及心理管理？

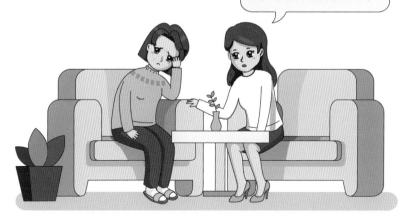

妈，您不用太担心。我们只要积极配合医生治疗，就一定能战胜疾病！

当患者刚开始知道自己患卵巢癌的事实时，可能会难以接受，出现对死亡的恐惧以及害怕治疗等心理问题，这时家属需要对患者进行特别的关爱和心理疏导，引导患者配合医生治疗。当然，也可以求助于专业的心理科医生。

家属应当让患者知晓自己的患病情况，循序渐进地让患者了解情况，不建议完全隐瞒病情。

要告知患者早期卵巢癌可以治愈，即使复发，通过早发现早治疗也可以达到相对较好的效果。而对晚期卵巢癌，应视其为慢性病，虽然多数患者难以完全治愈、不复发，但也有相当多的患者治疗后得以长期生存。

患者只有清楚了解了自己的病情，才能很好地理解治疗计划，做好充分准备，更好地面对治疗副作用和治疗结局，更好地配合治疗。对治疗保持信心和希望，无异于也是一剂良药。

十四

卵巢癌与生育问题

97. 怀孕时发现患了卵巢癌应该 如何处理?

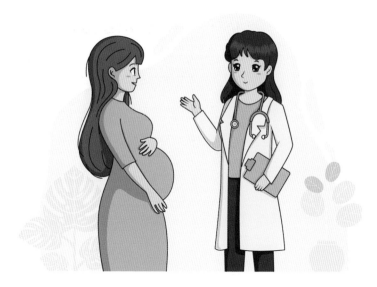

妊娠期被诊断卵巢癌后，医生会根据妊娠月份和卵巢癌类别（病理类型）、期别，进行不同的处理。

如果在妊娠早期，建议终止妊娠，进行卵巢癌治疗；如果在孕晚期、卵巢癌早期，可考虑胎儿较成熟时行剖宫产，同时行卵巢癌手术；如果卵巢癌已晚期，则无论是妊娠早期还是妊娠晚期，都要终止妊娠，尽快开始治疗卵巢癌。

具体治疗方案需由妇瘤科医生和产科医生共同讨论制订。

98. 患了卵巢癌还有生育的机会吗?

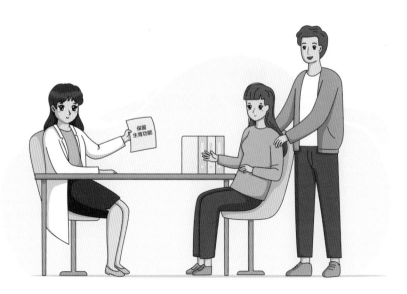

保留
生育功能

早期卵巢癌（特别是卵巢生殖细胞肿瘤）患者是有机会保留生育功能的。

符合一定条件的早期卵巢癌患者，如果年轻且有强烈保留生育功能的愿望，在医生与患者充分沟通后，可考虑行保留生育功能的手术。术后根据病理情况，决定是否需要辅助化疗。

保留生育功能的条件包括：

（1）患者年轻、保育愿望强烈，无不孕不育因素。

（2）I期上皮性卵巢癌和卵巢恶性性索间质肿瘤，子宫及对侧卵巢正常。

（3）卵巢恶性生殖细胞肿瘤，无论期别早晚，子宫及对侧卵巢正常。

（4）有随访条件。

99. 保留生育功能的手术是
怎样做的?

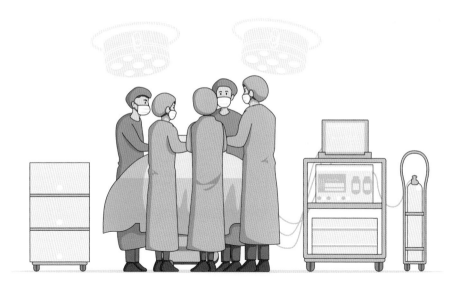

如果早期卵巢癌患者有强烈保留生育功能的愿望，在经手术探查后，医生判断符合保留生育功能的上述标准（见问题98），则可以进行"保留生育功能的卵巢癌全面分期手术"。手术内容包括：保留正常的一侧卵巢和输卵管，保留正常的子宫；切除肿瘤所在侧的卵巢和输卵管，可能同时切除大网膜和盆腹腔淋巴结，并对盆腹腔所有可疑病灶进行活检。因为保留了子宫和一侧的卵巢、输卵管，如果患者没有其他不孕因素，术后有可能自然怀孕或人工受孕。

100. 化疗会影响怀孕吗？

　　早期卵巢癌患者经过保留生育功能的手术后，可能还需要化疗。化疗会对卵巢功能造成一定影响，不同化疗药物对卵巢功能的影响差异较大。目前卵巢癌最常用的化疗药物一般对卵巢功能有中度损伤，即使在化疗时不采取保护卵巢功能的措施（如在化疗前注射激素类药物），化疗后卵巢功能也会有所恢复。

　　最后能否成功怀孕，则是个复杂的问题。因为怀孕涉及夫妻双方多方面的因素，心理障碍也是影响怀孕的重要因素之一。

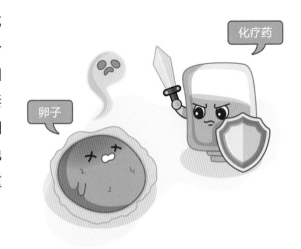

化疗药

卵子

101. 化疗对孩子（胎儿和新生儿）有影响吗？

　　妊娠期间接受化疗对胎儿的发育会有一定影响，甚至引起胎儿畸形和死胎。但是，妊娠中期进行化疗对胎儿的影响不大。如果化疗结束间隔一段时间后再怀孕，则对胎儿和新生儿基本无影响。

102. 治疗结束后多久可以怀孕？ 怀孕对卵巢癌复发有影响吗？

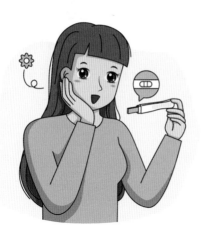

当治疗全部结束且复查无肿瘤复发情况，咨询医生后可以怀孕。患者身心恢复后，宜考虑尽早怀孕。因为即使是早期卵巢癌，也有复发的可能，而一旦肿瘤复发，则很难再次保留生育功能。

没有证据显示怀孕会增加卵巢癌复发的风险。建议在完成生育后，必要时可考虑切除子宫及附件，特别是有 *BRCA* 基因突变的患者，以降低复发风险。

十五

卵巢癌治疗效果

103. 卵巢癌能治愈吗？卵巢癌患者平均能活多长时间？

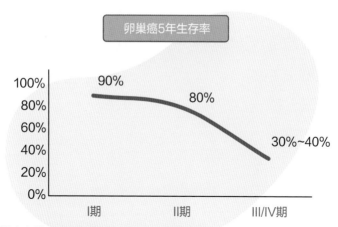

卵巢癌5年生存率

100%
90%
80%
80%
60%
40%
30%~40%
20%
0%
I期　　　　Ⅱ期　　　　Ⅲ/Ⅳ期

I期患者的5年生存率可达90%，Ⅱ期约80%，Ⅲ/Ⅳ期患者的5年生存率仅为30%~40%

早期卵巢癌疗效较好，治愈概率较大；晚期卵巢癌患者治疗后易复发，很难达到完全治愈的状态。医生很难准确预测每个患者的生存期，对患者预后的评价一般使用人群"五年生存率"（患者生存达到5年或5年以上的概率）和总生存期等指标。总体而言，早期卵巢癌患者的5年生存率可达90%左右，晚期卵巢癌患者5年生存率则只有30%~40%。

104. 卵巢癌患者什么时候可以结束治疗？

新诊断的卵巢癌患者在完成手术和全部化疗后，各项检查未发现肿瘤复发时，可认为治疗结束，进入复查阶段。

一些符合条件（如相关基因检测结果提示靶向药物可能有效）的初治患者，在手术和化疗结束后，还可能需要进行为期1~3年的靶向药物维持治疗。

而晚期卵巢癌容易反复复发，复发患者的治疗方案因人而异，有些患者需长期治疗，具体何时治疗结束，要由主诊医生决定。

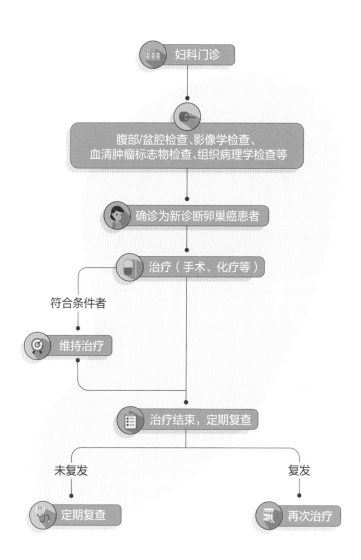

妇科门诊

腹部/盆腔检查、影像学检查、
血清肿瘤标志物检查、组织病理学检查等

确诊为新诊断卵巢癌患者

治疗（手术、化疗等）

符合条件者

维持治疗

治疗结束，定期复查

未复发 复发

定期复查 再次治疗

105. 早期卵巢癌会复发吗？

　　早期卵巢癌经过规范治疗后，很大概率可能达到治愈状态，即治疗后肿瘤不复发。但早期卵巢癌仍有一定的复发风险，在治疗后需定期复查，以及时发现复发征象，及时治疗。

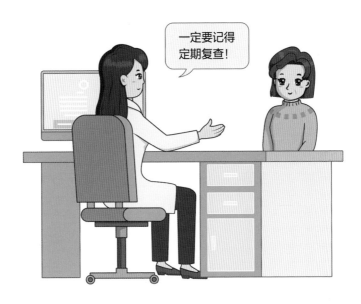

106. 晚期卵巢癌复发率有多高？
复发的高峰是什么时候？

晚期卵巢癌复发率高达70%~80%，复发多发生在初始治疗结束后2~3年内。

十六

治疗结束后的复查

无论早期还是晚期卵巢癌，在治疗结束后，均应定期回医院复查。

凡是恶性肿瘤（包括卵巢癌），治疗后均有复发风险。复发初期，可能无任何不适症状，只有通过检查才能发现。若能及早发现复发，还有可能得到较好的治疗效果，或再次治愈；若等到有不适症状再就诊，就可能"为时已晚"，治疗效果往往较差。所以，定期复查非常重要。

107. 卵巢癌患者定期复查的时间间隔是多少？

一般卵巢癌患者定期复查的时间间隔为：

（1）治疗结束2年内，至少每3个月复查1次。

（2）治疗结束2~5年，至少每6个月复查1次。

（3）治疗结束5年后，可每年复查1次。

108. 卵巢癌患者复查时要做哪些 检查？

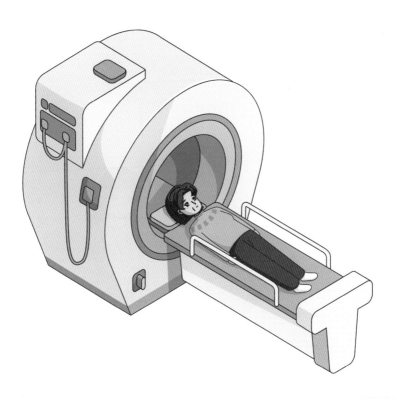

复查的项目主要包括：体检（包括妇科检查）、抽血检查肿瘤标志物和影像学检查。具体检查内容，医生会根据每位患者的病情来安排。

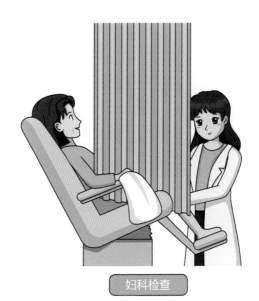

妇科检查

109. CA125升高就一定是卵巢癌复发吗？

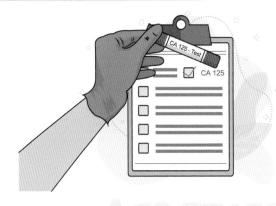

卵巢癌患者在复查过程中可能会发现CA125值较上次复查时升高，即使在正常范围内的升高，也会使患者十分担心。

（1）如果CA125轻度升高，或时高时低，不一定代表肿瘤复发，因为CA125在正常情况下都会有波动。

（2）但如果CA125持续升高，即使是在正常范围内，也要提高警惕，需要进行进一步的影像学检查，确定肿瘤有无复发。

十七

**卵巢癌复发时
该怎么办**

110. 手术切除了卵巢，为何还会复发？

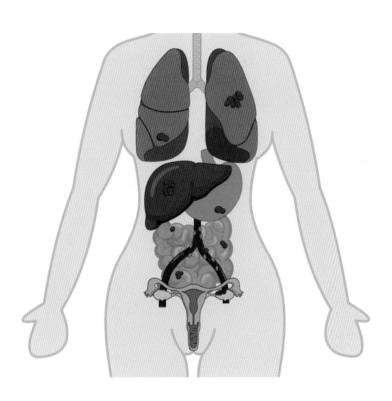

卵巢癌细胞并不局限于卵巢上，它可能会沿腹膜转移到卵巢外的盆腹腔其他部位，也可能沿着淋巴管转移到淋巴结，甚至还会经过血液循环转移到肝、肺、骨、脑等重要脏器中。切除卵巢只是将肿瘤的原发灶去除，并不能保证肿瘤不会转移到身体其他地方。

卵巢癌患者在初治时，可能已经有肉眼看不见的肿瘤细胞转移到身体其他部位，这些都是复发的根源。这也就是为什么卵巢癌患者即使进行了彻底的肿瘤细胞减灭术，将肉眼可见的肿瘤全部切除后，术后仍需要化疗，化疗的目的就是杀死这些影像检查和肉眼看不见的"亚临床"病灶，降低复发的概率。

111. 哪些情况提示卵巢癌复发了？

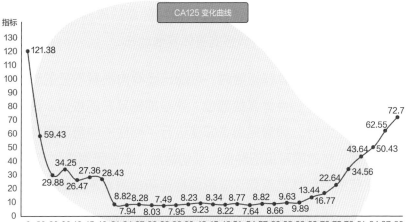

CA125 变化曲线

指标

卵巢癌复发时通常无症状，症状的出现与肿瘤复发的部位及严重程度有关。如肿瘤在盆腹腔复发时，可能会有腹痛、腹胀、大便异常等症状。通常会出现CA125等肿瘤标志物的升高，但也有少数复发患者的CA125等指标不升高，需要通过影像学检查（CT、MR或PETCT检查）确定有无复发病灶。有的患者可能只出现CA125的升高，2~3个月或更久之后才能在影像学上发现复发病灶。

当患者CA125明显升高、影像学检查找不到病灶时，称之为生化复发。对这种情况的处理有两种选择：患者可暂时继续观察待出现病灶时才开始治疗，或者马上开始治疗。有研究表明，这时立即开始治疗和等到出现病灶再开始治疗的结局是一样的。

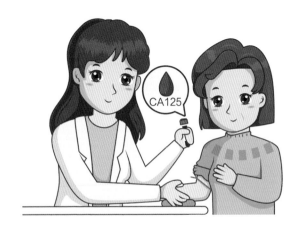

112. 卵巢癌复发后还能做手术吗？

对于复发性卵巢癌，医生会根据患者的具体情况，来制订个体化的治疗方案。手术通常不是复发卵巢癌主要的治疗方法。复发卵巢癌再次手术的一般原则是：复发距上次治疗的间隔时间较长，如果肿瘤病灶局限、估计手术能完全切净（达到R0）时，医生会酌情考虑再次行减瘤手术，术后再进行化疗等治疗。

如果复发的时间间隔距末次化疗结束的时间不足6个月，或肿瘤病灶广泛，估计通过手术难以完全切净，或患者身体状态不佳，则不宜进行再次手术，而是采用化疗、靶向药物治疗等手段对肿瘤进行控制。

113. 复发后首选用什么药物治疗？用多少疗程？

复发卵巢癌的用药及化疗方案有很多种，方案的选择主要是根据复发距上一次治疗结束的时间、以往治疗的疗效和用过的方案等情况综合考虑，较为复杂。因此，复发时使用的化疗药物可能与初治时的相同，也可能不同。可能使用单一化疗药物治疗，也可能使用多种化疗药物，并可能与靶向药物联合治疗。

复发后化疗的疗程数不是一开始就确定的，而是要根据疗效"走一步看一步"。通常在2~3个疗程后医生会让患者复查影像学检查和肿瘤标志物，根据肿瘤的变化情况评估疗效。如果疗效不佳，医生会考虑更换新的化疗方案。

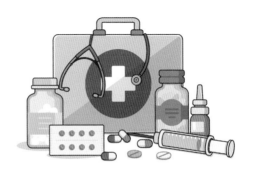

114. 复发以后如何选择靶向治疗？

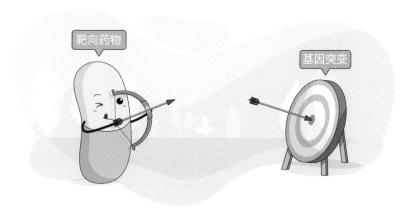

靶向药物

基因突变

一方面，无论是铂敏感复发（含铂化疗结束后超过6个月才复发），还是铂耐药复发（含铂化疗结束后6个月内复发），均可酌情选用抗血管生成的靶向药物——贝伐珠单抗，不需要做基因检测就可使用贝伐珠单抗。但是，有高血压、血栓、肠梗阻的患者要慎用。

另一方面，通过对肿瘤组织的基因检测，寻找有无特异的有意义的基因突变，可有针对性地使用一些靶向药物治疗。然而，并不是所有的致病基因变异都已经有可靶向的药物，并且，也有可能针对某一基因变异的靶向药物对其他肿瘤有效，但用于卵巢癌并不一定有效。

此外，铂敏感复发（含铂化疗结束后超过6个月才复发）的卵巢癌患者手术及化疗后如果达到缓解，可使用PARP抑制剂作为维持治疗，降低再次复发的风险。

115. 卵巢癌复发以后还能治好吗？

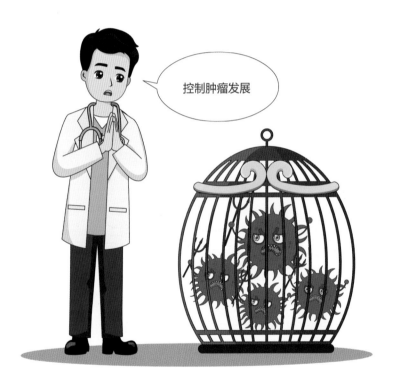

控制肿瘤发展

大部分卵巢癌复发后难以达到完全治愈。复发肿瘤控制后仍有再次复发进展的可能（多次复发），且复发的时间间隔会越来越短。但不少卵巢癌患者复发后经过规范的治疗仍可获得长的生存时间。

　　如果复发的时间间隔较长（如停化疗后超过一年才复发）、复发病灶较小，还是有可能通过手术、化疗等综合治疗达到治愈的。

　　如果复发病灶较广泛，或复发间隔较短，则难以真正完全治愈。此时，治疗的目的并不是完全杀灭肿瘤，而是努力控制肿瘤发展，处理好患者的不适症状，延长患者的生存时间，提高患者生活质量。

116. 复发卵巢癌是慢性病吗？

　　总的来说，肿瘤复发后的治疗效果都不如初治时的效果。铂敏感复发卵巢癌患者的治疗效果通常优于铂耐药复发患者。但随着治疗线数的增加，复发的间隔时间会越来越短，最终均进展为铂耐药复发。

　　对复发卵巢癌需要按"慢性病"治疗，既不要放弃治疗，也不能不假思索地过度治疗，要注意治疗效果和毒性的平衡，尽量控制肿瘤的进展，同时注重患者的生活质量。

十八

卵巢癌终末期
的管理

117. 什么时候是肿瘤患者的疾病终末期？

当患者体内肿瘤难以控制，出现重要器官的功能不全或衰竭，相关症状难以缓解，体重进行性下降，全身一般情况很差，预估生存期较短时，称为疾病的终末期。

对卵巢癌患者而言，疾病的终末期通常会出现无法缓解的肠梗阻，不能进食，不能排便，甚至肠造瘘（肠改道）手术都无法实施。这也是很多卵巢癌患者复发后进展的死亡原因。

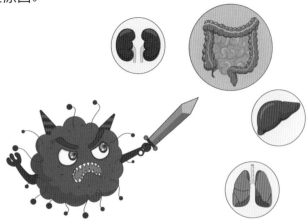

118. 什么时候应该停止抗肿瘤治疗？

一般来说，当晚期或者复发卵巢癌患者经过多线治疗后，肿瘤仍不断进展，肿瘤对各种抗肿瘤治疗都不敏感，此时继续抗肿瘤治疗没有控制肿瘤的效果，却有毒副作用（任何一种抗肿瘤治疗的方法都是有毒副作用的），应考虑停止抗肿瘤治疗。

另一种情况是，患者已经出现重要器官的功能衰竭，一般情况很差，极度消瘦（医学上称"恶病质"），无法接受任何抗肿瘤治疗时，也应停止抗肿瘤治疗，进行姑息对症和营养支持治疗。

出现上述情况后，如果仍继续进行抗肿瘤治疗，反而有可能缩短患者的生存时间，加速死亡，甚至使患者死于治疗的毒性反应。也会使患者在疾病终末期的生存质量明显下降。

119. 终末期患者会有哪些症状？

终末期卵巢癌患者的症状不尽相同：

（1）肿瘤侵犯肠道时，可引起癌性肠粘连和肠梗阻，患者出现腹胀、腹痛、排便困难等症状，最终完全不能进食。这是卵巢癌患者疾病终末期常见的表现。

（2）肿瘤侵犯泌尿系统时，可引起尿路梗阻，患者可出现排尿困难、肾积水、肾衰竭等情况。

（3）肿瘤转移到肺、肝、骨、脑等重要脏器时，可能出现咳嗽、咯血、肝区疼痛、头晕、头痛等症状。疼痛也是肿瘤终末期患者常见的症状。

120. 如何处理卵巢癌患者终末期疼痛?

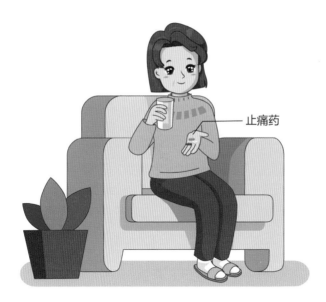

止痛药

Answer

　　对于肿瘤引起的疼痛，可以用止痛药物控制，可以就诊疼痛门诊获得医生的用药指导。当低级别的止痛药不能控制疼痛时，应换用更高级别的止痛药。如果最高级的止痛药都不能控制疼痛时，还可以由麻醉师来采取一些更有效的止痛措施。需要强调的是，止痛处理十分重要，止痛后患者才有生存的信心和力量，才有可能接受进一步的治疗。常见的误区是，患者本人和家属因为害怕止痛药物有"成瘾"的副作用，而忍痛拒用止痛药物，使得患者在生命的最后阶段"痛不欲生"。且不说目前多种止痛药物的"成瘾"副作用很小，即使处在疾病终末期的患者对止痛药物产生依赖性，也不会比癌痛危害更大。

　　对肿瘤引起的骨转移疼痛（癌性骨痛），可考虑局部放疗止痛。或可行骨科姑息固定手术后再放疗，以预防癌性骨折的出现。

121. 如何处理卵巢癌患者终末期的肠道梗阻和尿路梗阻？

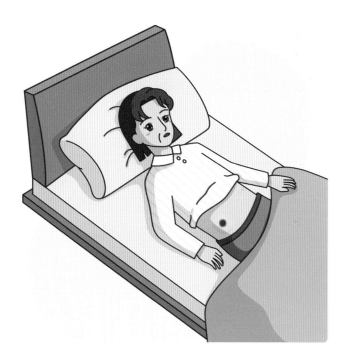

Answer

　　对于卵巢癌引起的肠梗阻，处理手段包括保守治疗和外科手术治疗，保守治疗主要是通过禁食、插胃管等方法减轻胃肠道压力，并同时给予充分的静脉营养。当保守治疗不能缓解肠梗阻时，则需要考虑外科治疗的介入，通常是进行肠短路手术或肠改道（肠造口）手术使大便得以排出。但卵巢癌患者终末期时，往往肠造口手术也无法实施，因为卵巢癌常常在腹腔内广泛播散，广泛累及肠管，使肠管的形状无法辨识，就无法施行手术。

　　对于卵巢癌引起的输尿管梗阻和肾积水，通常会先尝试在膀胱镜或输尿管镜下进行输尿管支架置入，如果不能置入输尿管支架，则需要进行肾造瘘手术，解决患者排尿的问题。

122. 什么是临终关怀？

　　临终关怀是指在患者将要去世前的几周甚至几个月的时间内，采取措施减轻其疾病的症状，舒缓心理恐惧，缓解身心的痛苦。目标是提高患者最后阶段的生活质量，通过消除或减轻病痛与其他生理症状，排解心理问题和精神烦扰，使患者内心宁静地面对死亡。同时，临终关怀还能够帮助病患家人分担一些劳累与压力。

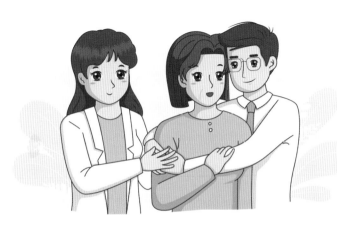

123. 家属如何照顾和关怀疾病 终末期患者？

　　当卵巢癌患者进入疾病终末期，医生建议停止抗肿瘤治疗时，家属首先需要面对现实，接受这不幸的状况，并逐步让患者了解病情，调整心态及情绪，多陪伴也是一剂良药。然后，听从医生的建议，对患者给予对症支持治疗，尽量缓解患者的不适症状，减少患者的痛苦。在这一阶段，医生和患者家属都应以**减少患者痛苦、提高患者生活质量**为首要原则。

十九

如何看待临床试验

124. 什么是临床试验？

　　临床试验是以疾病的诊断、治疗、预后、病因和预防等方面为主要**研究内容**，以患者或健康志愿者为主要**研究对象**，以医疗服务机构为主要**研究基地**组织实施的科学研究试验，得到的数据可以作为制定临床诊疗指南的参考和依据。现有的标准治疗也是经过大量的临床试验研究后，才被用于临床实践的。

　　临床试验通常由医生针对目前临床上尚未解决的问题，提出研究思路，设计研究方案，通过科学委员会的审核和伦理委员会的批准方能立项研究。患者参加临床试验要是完全自愿的。

125. 临床试验如何分类？

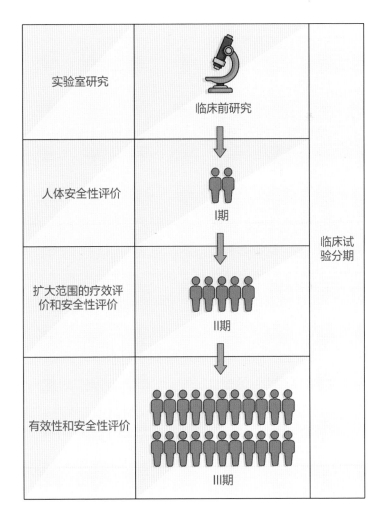

实验室研究 | 临床前研究

人体安全性评价 | I期

扩大范围的疗效评价和安全性评价 | II期

有效性和安全性评价 | III期

临床试验分期

根据临床试验进行的不同阶段，分为Ⅰ期临床试验、Ⅱ期临床试验和Ⅲ期临床试验。

Ⅰ期临床试验：是临床试验的最初期阶段，用于探索新药或新的治疗方法用于人体的可耐受剂量，评估毒副作用。入组通常不局限于单一的病种，需要入组的病例较少。

Ⅱ期临床试验：通常在Ⅰ期临床试验完成后进行，用于评估药物或治疗方法的有效性。不同于Ⅰ期临床试验，Ⅱ期入组病例通常是针对某种单一的病种，例数较多。

Ⅲ期临床试验：是将试验药物或新的治疗方法（也称为试验组）与安慰剂或目前的标准治疗（也称为对照组）作对比，评估试验药物或新的治疗方法是否优于对照组。通常患者会按照一定比例被随机分配到两个组。所谓随机，是指一旦进入Ⅲ期临床试验，无论是患者还是医生都不能选择即将进入的组别（试验组或对照组），而是采用科学的方法随机分组。此外，很多Ⅲ期随机临床试验还采用盲法随机，即在试验结束之前，医生和患者都不能知道患者是进入了试验组还是对照组。采用随机的方法和盲法，都是为了保证试验设计的科学性和试验结果的准确性。

126. 患者参加临床试验的好处是什么？

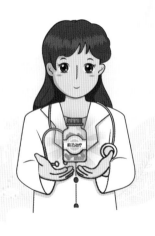

（1）临床试验中所用的治疗药物或方法通常是最新的、最先进的，患者参加临床试验才有机会接受这些尚未在临床上使用的新疗法。

（2）参加新药的临床试验可以获得免费的药物治疗及免费的相关检查，会大幅减轻患者的经济负担。

（3）参加临床试验的患者都要进行严格的和规律的随访，会获得医生更多的关注。

（4）新药的上市、新的诊疗方法的建立必须通过临床试验才能被批准，参加临床试验是为医学的发展和全人类的健康贡献力量。今天在临床上应用的标准治疗方法就是在前人的临床试验和临床实践的基础上建立的。

127. 参加临床试验可能有什么风险?

很多临床试验的药物和诊疗方法,尚未在临床应用,因此,参加临床试验的患者可能会出现未知的不良反应,虽然发生的概率很低。实际上,这些诊疗方法都已有很好的临床前期研究基础,包括体外研究和动物体内研究。在临床前研究获得较好的疗效和安全性数据后,经过国家食品药品监督管理局(NMPA)的审核批准,才能在人体进行临床(试验)研究。每项临床试验在各医疗机构开展之前,还要由医疗机构进行立项审查和伦理审核,对参与研究的医护人员和研究人员的资质也有严格要求,以最大程度地保障患者的安全和利益。

新药的临床研究可能设有安慰剂组或对照组,并且通常会采用盲法进行随机。在这种情况下,参加临床试验的患者在研究过程中就不知道自己使用的药物是研究药物，还是对照药物，或者是无药物活性成分的安慰剂，研究结束后才会揭盲。然而，在研究过程中如有必要，研究医生会申请紧急揭盲。

128. 卵巢癌患者什么情况下适合参加临床试验？

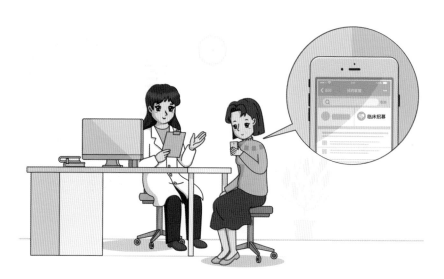

目前，临床上有很多针对卵巢癌患者不同阶段的临床试验，无论是初治还是复发，卵巢癌患者都可能有机会参加适合的临床试验，患者可以主动向医生咨询了解相关的临床试验情况。当然，晚期和复发患者，特别是铂耐药复发患者接受常规治疗通常已难以奏效，加入临床试验往往是最佳选择。

在患者参加临床试验前，医生会与患者充分沟通，需要患者对治疗过程、获益、风险等充分了解，取得患者和家人的知情同意，患者参加临床试验需要是完全自愿的。

在入组临床试验后，特别是新药临床试验，为了保证用药安全，充分观察疗效和毒性，医生会对患者进行较为频密的随访，需要患者的理解和积极配合。在临床试验的任何阶段，患者都有权利无条件地要求退出研究。

129. 正在进行的针对早期卵巢癌的临床试验有哪些？

　　针对早期卵巢癌的大型前瞻性临床试验较少，目前主要有两项由研究者（医生）发起的治疗方式相关的临床研究：

　　（1）LOVE研究：中山大学肿瘤防治中心刘继红教授发起的"早期上皮性卵巢癌免于系统淋巴结切除的多中心随机对照研究"。

　　（2）日本JGOG3020研究：日本妇科肿瘤协作组发起的一项"Ⅰ期上皮性卵巢癌全面分期手术后辅助化疗对比不化疗的Ⅲ期随机对照研究"。

130. 正在进行的针对晚期和复发 卵巢癌的临床试验有哪些？

　　大多数是由医药企业发起的新药临床研究，近年来主要涉及的研究药物为靶向药物，包括PARP抑制剂、抗血管生成药物和免疫检查点抑制剂药物，这方面有很多项临床试验正在进行，但每项研究也都有严格的入选标准和排除标准，需要咨询医生进行筛选。

131. 通过什么途径参加临床试验？

（1）在医院就诊时，医生可能根据患者的病情推荐合适的临床试验。

（2）患者和家属也可以通过各种招募广告，如网上的宣传广告、医院里的宣传广告等，找到可能适合自己的临床试验，然后咨询负责研究的医生或研究人员。但建议卵巢癌患者一定要先咨询妇科肿瘤专家，确定自己是否适合参加临床试验（比如是否还有成熟的标准治疗尚未应用），以及适合参加哪个临床试验。

二十

卵巢癌治疗常见的误区

误区1：卵巢癌手术越快做越好

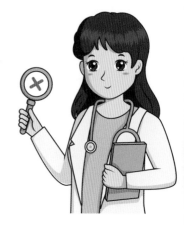

大多数卵巢癌患者诊断时已经是晚期，肿瘤在腹腔内广泛播散，全面的评估十分重要，包括做胃肠镜检查以排除是胃肠肿瘤转移到卵巢。医生需要根据患者的病情选择合适的手术时机，有可能需要先化疗再手术，以便为能彻底切除肿瘤的手术和尽可能保留器官及保留功能提供条件。手术并不是越快做越好。

误区2：化疗药越贵越好，进口药副作用小

不少化疗药物既有进口的，也有国产的。一般来说，只要药品的化学名相同，进口药物与国产药物的有效成分相同，但生产厂家和产地不同，商品名不同。价格上，进口药一般比国产药贵，且有些不在医保范围，需要自费。是否一些知名的国际大药企生产的进口药疗效更好，副作用更小，并没有对照的研究数据。

有些价格较贵的自费药物并不适合用于卵巢癌的治疗，或者不适合患者现阶段的治疗。比如，有些昂贵的二线药物被随意用于卵巢癌的一线治疗，并不能取得更好疗效，甚至有可能影响总的疗效。

卵巢癌的治疗周期长，花费大，要作"持久战"的准备，医患双方都要有整体规划。

误区3：卵巢癌治疗期间要忌口

卵巢癌治疗期间无需忌口，许多在病友中流传的"忌口"讲究，并没有科学依据。治疗期间应注意营养，鸡、鸭、鱼、肉和蛋类能提供优质蛋白，蔬菜、水果提供很好的粗纤维和维生素，米面等淀粉类食物也同样不可缺少，可以提供蛋白质、微量元素、维生素和热量等，饮食强调均衡，什么都吃一点没有什么坏处，注意保持清淡、易消化的健康饮食。

误区4：所有卵巢癌患者都可用靶向药

并非所有卵巢癌患者都适合使用靶向药，靶向药一般应用在主要治疗后的维持阶段，或在复发阶段应用。通常在应用靶向药物之前，需要通过基因检测找到有对应靶向药物的靶点，筛选出适合用药的患者，这需要专科医生根据患者的情况综合判断。

误区5：靶向药可完全替代化疗药

目前，在卵巢癌的药物治疗中，化疗药仍占主导地位，靶向药要在合适阶段和合适的患者中使用，还不能替代化疗药使用，特别是初始治疗时。

误区6：免疫治疗对卵巢癌治疗效果很好

目前的临床研究证据显示，免疫治疗对卵巢癌的治疗效果十分有限。在未来可能会有更多、更好的临床研究探索各种免疫治疗在卵巢中的应用。

误区7：靶向治疗和免疫治疗没什么副作用

认为靶向药物和免疫治疗药物没有副作用是错误的，虽然使用靶向药物治疗和免疫治疗的副作用一般较化疗药的副作用程度轻，但却会出现一些特殊的毒副作用，而且一出现还可能就很严重，甚至危及生命，不能掉以轻心。

误区8：有腹水一定要抽出来

晚期卵巢癌患者常常会有大量腹水，腹水可引起明显的腹胀，甚至有不能进食，不能平卧，呼吸困难等症状。如果腹水没有引起严重症状时不需要引流出来，放腹水可能会引起腹水中的大量蛋白质丢失，且在肿瘤未控制的情况下，腹水排出后还会源源不断地产生新腹水。因此，并不是有腹水就必须要抽出来。

对于有腹水的患者，医生会抽取一定量的腹水用于细胞病理学检查（检查腹水中是否有癌细胞），当患者症状严重时，可以经腹壁穿刺留置导管引流腹水，以缓解症状。需要知道的是，大多数卵巢癌患者的腹水会在化疗后得到控制，化疗有效时腹水会慢慢减少。所以，要根据诊断采取相应的抗肿瘤治疗措施，控制了肿瘤，才能从根本上控制腹水。

误区9：中药可以治疗卵巢癌

除了一些掺杂了化疗药物的"中药"，中草药不经过提取加工并没有显著的抗肿瘤作用。卵巢癌的主要治疗手段是手术和化疗，中药只是起调理作用，例如癌症患者食欲不佳时可以服用中药改善胃口。